大展好書　好書大展

品嘗好書　冠群可期

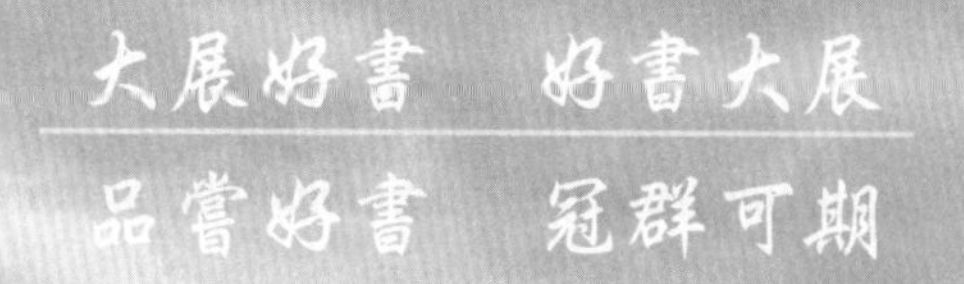
大展好書　好書大展
品嘗好書　冠群可期

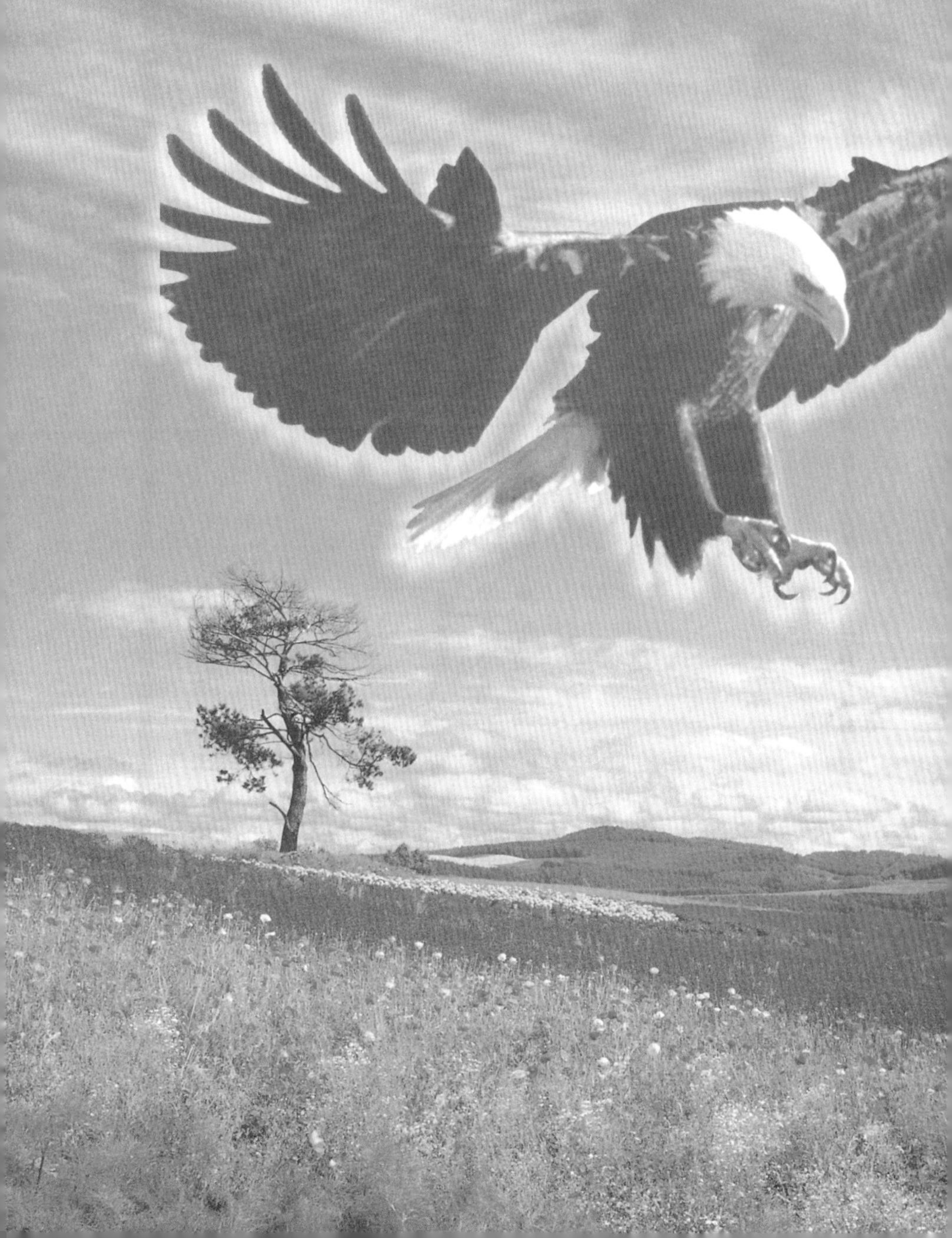

前言

人類文明不斷提升，生活壓力也日益增高，再加上現代人的營養不均，導致罹患生活習慣病的機率大為增加。

幾乎所有的生活習慣病都是由於不良的飲食習慣、緊張、吸菸、運動不足等，不健康的生活方式引起的，每天都有許多人死於心臟病、中風、癌症、呼吸道疾病等。

現代人生活步調緊張，年輕人逐漸傾向攝取西方飲食習慣，過度依賴速食品，生活作息日夜顛倒，肥胖人口激增，各種癌症增加。尤其消化系統的癌症，例如胃、食道、肝、結腸癌等癌症，更是與飲食習慣有密切關係。

目前人們也認識到，對人類營養十分重要的醣類、脂肪、蛋白質、維他命、微量元素、膳食纖維、水，都與人類腫瘤的發病有一定關係。

營養學家建議，人體攝取醣類、蛋白質、脂肪三大熱量型營養素的比例，以五十五%、十五%、三十%較為理想。但是現代人魚、肉、蛋類等蛋白質食品攝取過量，含豐富膳食纖維的蔬果類攝取不足，導致便秘、腹瀉、脹氣、消化不良等消化道疾病大幅增加。

便秘與排便不正常，可說是現代人的大敵。消化道內的廢棄物，確實是體內毒素的主要來源之一，因此，平常要多吃蔬果、五穀雜糧，補充足夠的纖維素。

纖維素可促進腸道蠕動，預防便秘。蔬菜中含有豐富的膳食纖維、維他命與各種礦物質，能補充人體養分，預防各種疾病。

經常食用蔬菜，能促進人體正常生長，幫助消化，維護健康。老人常吃蔬菜，能預防高血壓、冠心病、動脈硬化、抗老化，達到延年益壽的目的。

內容中介紹多種蔬菜及其作用，也提供具有療效的簡易蔬果汁和藥粥。材料容易取得，作法簡便，對於忙碌的現代人而言，是能夠補充營養不足、改善不良體質而獲得健康的好幫手。

本書的宗旨在於以食保健、以食養生、以食防病、以食治病，希望讀者們都能夠藉由飲食得到健康與長壽。

目錄

第四章 簡單家庭藥粥

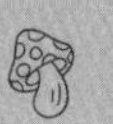

第一章　健康的飲食

食物的營養成分

食物的營養成分包括醣類、脂肪、蛋白質、維他命、礦物質、纖維素和水等。吃不同種類的食物，乃是得到均衡營養的基本原則。

換言之，每天要經由五穀類、油脂類、肉魚蛋奶豆類、蔬菜類、水果類中攝取均衡的營養，以下逐一說明。

1. 穀　類

包括大米、小米、大麥、玉米、蕎麥、薯類。穀類中含有澱粉，容易消化，利用率高，能提供我們全天所需熱量的七十%左右，稱得上是主食。各種糧食混合食用，才能提高營養價值。

穀類中所含的礦物質（例如鐵、磷、鋅、錳、硒、鉻、鉬等）、蛋白質、維他命B群、菸酸、維他命E及纖維素等，多半存在於穀粒的周圍和胚芽中，若加工研磨過細，營養大部分會隨之流失，所以，不要一味的食用精米、白麵粉，偶爾也要

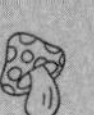

攝取糙米、胚芽米等。

2. 優質蛋白質

瘦肉、內臟、魚、蝦、大豆和大豆製品、蛋、奶類等，都是優質蛋白質的供給來源。

肉類中的脂肪含量，豬瘦肉約佔三一・八%、黃牛肉為五・八%、雞肉為四・二%，但經由不斷地品種改良，最近的豬肉脂肪含量大幅下降。肝臟類的膽固醇含量較高，需要注意。

魚類泛指海草類以外的水產食品，包括魚、貝、甲殼類，營養價值與肉類不相上下，但所含的不飽和脂肪酸高於肉類。

豆類包括豆腐、種子及堅果類等。可供應蛋白質、油脂、礦物質，尤其油脂含量高，可提供豐富的不飽和脂肪酸和維他命E，而且不含膽固醇，但想要減重的人不宜多吃。

豆類中也含較多的維他命B_2、鐵、鈣等養分，尤其黃豆的鈣含量超群，建議不喝牛奶的人要多吃黃豆製品。

蛋類含有豐富的營養。各種蛋類的成分大同小異，均含豐富的蛋白質、脂肪、維他命與礦物質。不過，蛋黃中含有大量的膽固醇，宜適量攝取。

奶類的營養也相當豐富，是食物中鈣的主要來源。沖泡牛奶時要注意濃度，濃度太低，無法藉由喝牛奶來攝取鈣。

3. 新鮮蔬果

蔬果中含有豐富的礦物質（例如，鈣、磷、鉀、鐵、鎂、銅、碘、錳、鈷、鉬等）、維他命（例如，胡蘿蔔素、核黃素、葉酸、抗壞血酸等）及膳食纖維。飲食中一旦少了蔬果，就無法滿足身體所需的礦物質、微量元素、維他命與膳食纖維，體液不易維持酸鹼平衡，無法維持身體健康。

蔬果的營養素依種類和攝取量的不同而有差異，最好多樣混搭。成人每天要攝取四〇〇～五〇〇克新鮮蔬菜，其中以黃綠色蔬菜為佳。除了蔬菜外，也可補充一些水果。

糖尿病、腦中風、心肌梗塞等文明病患者逐年增加，共同特徵是以中年男子罹患率為高，且肥胖者比苗條者更容易罹患。若就飲食生活關係來看，吃大魚大肉的

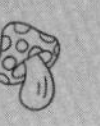

攝取均衡的飲食

（健康成人每天所需攝取各類飲食的份量表）

類　　別	份　　量	份量單位說明
油脂類	1～3匙	每匙15克
水果類	2個	每個相當於中型橘子1個(100克)，或番石榴1個
蔬菜類	3碟	每碟100克
肉魚豆蛋類	4份	每份相當於肉或家禽或魚類30克，或豆腐1塊（100克），或豆漿1杯（240c.c.）
奶類	1～2杯	每杯相當於牛奶1杯（240c.c.），或發酵乳1杯（240c.c.），或乳酪30克
五穀根莖類	3～6碗	每碗相當於飯1碗（200克），或中型饅頭1個，或土司麵包4片

人比吃蔬菜的人更容易罹患。

為了維持身體健康，必須努力多攝取一些重要的蔬果。現在的孩子容易偏食，造就了許多肥胖兒童的產生。為人父母者可在料理上多做一些變化，讓孩子更容易親近蔬菜、水果。一些蔬果汁也可以成為孩子們的最愛。

一般來自動物的油脂，含有較多的飽和脂肪酸，例如，豬油、牛油、羊油、奶油、黃油等，而且含有較多的膽固醇。飽和脂肪酸攝取太多，會增加體內的血脂，容易引發動脈粥樣硬化與冠心病，中老年人不宜過食，最好使用植物油來烹調。

飲食中烹調的油，可以補充部分的熱量，供給部分的必須脂肪酸，促進脂溶性維他命的吸收，具有營養價值。專家建議，飲食中脂肪所提供的熱量以佔總熱量的二十～二十五%為宜。

每天的飲食中要均衡攝取上表的各類營養。除了獲得均衡的營養，應該要有定時定量的飲食習慣，適當的搭配食物，讓食物富於變化，才能獲得所需的各種營養。

為什麼要多吃蔬菜

現代人對於健康的關心度提升，每個人都希望自己能夠健康長壽，永保青春，除了飲食外，也會藉由一些保健食品來補充不足的營養。

但是，健康保健食品並非萬能，根據研究報告指出，很多長壽者都是攝取足夠的蔬菜，十分注意飲食習慣。

蔬菜中富含維他命、礦物質與膳食纖維。尤其黃綠色蔬菜，更是營養的寶庫，富含胡蘿蔔素，是形成我們精力、體力的來源。人體內沒有維他命或礦物質，則不論攝取多少營養素，也無法加以吸收利用。

尤其不容忽視的是，蔬菜纖維的功能。纖維能促進腸胃蠕動，預防便秘，對於

膳食纖維與健康的關係

適　應　症	應　用　原　理
憩　室　症	膳食纖維能降低腸內腔壓力。
直　腸　癌	膳食纖維具吸水性，可稀釋致癌因子。同時可以促進腸蠕動，縮短致癌因子滯留在腸內的時間，減少其被吸收。
心血管疾病	膳食纖維可降低血清中膽固醇含量。
減輕體重	攝取富含纖維的食物，因其體積增大，而且要花較長的時間咀嚼，所以能減少其他食物的攝取量。膳食纖維也可降低小腸的吸收率。

運動不足、大腸功能遲鈍而引起便秘的人，更具卓效，被稱為「自然的便秘藥」，也是「不發胖的健康食物」。專家學者指出，不攝取纖維，是引起文明病的最大原因。

富含膳食纖維的食物，包括蘆筍、芹菜、高麗菜、大白菜、花椰菜、萵苣、玉米、白蘿蔔、胡蘿蔔、毛豆等，不勝枚舉。

除了便秘之外，多攝取膳食纖維，也能預防心血管疾病、大腸癌、直腸癌、痔瘡、糖尿病、肥胖症、憩室疾病。為了健康著想，平日就要多吃蔬菜。

水果無法取代蔬菜

有人愛吃水果，有人愛吃蔬菜，但水果仍

黃綠色蔬菜的功用

莧　　菜：預防上火	青江菜：防癌
茼　　苣：滋潤肌膚	高麗菜：治療胃潰瘍
綠花椰菜：防癌	芹　菜：降膽固醇
花　　菜：預防動脈硬化	空心菜：降血壓
芥　　菜：祛痰	茼　蒿：通便
芥 藍 菜：養顏美容	胡蘿蔔：預防夜盲症
油　　菜：補充鈣質	菠　菜：補血
白　　菜：預防感冒	地瓜葉：增加乳汁

然無法取代蔬菜的地位。

水果以食用其果實為主，而蔬菜的可食部分，則包括葉、莖、根部、果實、種子，整體而言，營養成分比水果豐富。

蔬菜中含有很多的維他命A，這是水果所缺乏的。蔬菜所含的甜分和水果也不同，吃水果只會增加熱量罷了。蔬菜含葉綠素和膳食纖維，能促進人體吸收其他食物的營養。營養學家指出，孩子吃肉時並攝取蔬菜，則肉類蛋白質的吸收達九十%；若只吃肉，則只能吸收二十%，所以，蔬菜對兒童的生長發育影響重大。

有的家長因為孩子不喜歡吃蔬菜，就只讓他吃水果，這樣無法取得營養的均衡，尤其蔬菜中含多種維他命、礦物質和微量元素，以及多種生物鹼和氨基酸，對於兒童的成長而言十分重要。

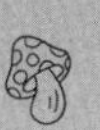

日本的研究人員經過多年追蹤調查，發現吃蔬菜比吃水果多的地區，該地居民的平均壽命較長。所以，平日飲食中最好以蔬菜為主，水果為輔。

營養師建議，最好每天攝取五〇〇克蔬菜，其中一定要搭配顏色較深的黃綠色蔬菜，才能提供均衡的營養。

生果菜汁是健康美容聖品

近年來，很多上班族都會在飯後喝杯生果菜汁，藉此彌補蔬果的攝取不足。一些家庭主婦也會榨生果菜汁給家人飲用。但生果菜汁必須每天飲用，才能慢慢改善體質，創造健康。

喝生果菜汁，容易攝取到大量的蔬果，不僅能享受到芳香美味的蔬果，也能得到健康與美麗。飲用生果菜汁，營養不會流失，是女性的最愛。

每位女性都希望自己的肌膚白皙有光澤，沒有斑點、面皰、皺紋等瑕疵。飲用生果菜汁，可以防止皮膚乾燥、長面皰或疙瘩，擁有苗條的身材。

想要糾正偏頗的飲食生活，改善容易疲倦、經常生病的體質，就務必多多攝取蔬菜，而飲生果菜汁，能夠大量的攝取蔬菜，創造健康。

除了榨汁以外，也可以作成沙拉食用，能攝取到多種類的蔬菜，對於預防便秘十分有效。以下介紹經常用來製作生果菜汁的蔬菜及其效用。

萵　苣：神經過敏、失眠、焦躁，能淨血。

番　茄：疲勞、高血壓、心臟毛病、糖尿病、腫瘤。

青　椒：皮膚粗糙、高血壓、雀斑，提供頭髮或指甲營養。

油　菜：高血壓、糖尿病、皮膚粗糙、雀斑、無氣力。

芹　菜：倦怠、疲勞、糖尿病、失眠、精力不足。

菠　菜：皮膚粗糙、低血壓、貧血、虛冷、雀斑。

高麗菜：胃潰瘍、高血壓、糖尿病、胃弱、焦躁，能淨血、改善體質。

胡蘿蔔：抵抗力弱、皮膚粗糙、便秘、貧血、營養不良、精力不足、調整自律神經失調症、眼睛疲勞等。

小黃瓜：腎功能衰弱、身體虛腫，能利尿、淨血。

蘆　筍；高血壓、疲勞、精力不足、虛弱。

白蘿蔔：咳嗽、喉炎、暴食、消化不良、燒心。

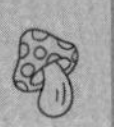

第二章　各種蔬菜及其效用

1. 大豆

為豆科植物大豆的種子，別名黃豆，味甘。性平。主要成分為蛋白質和脂肪，是每天不可或缺的營養成分。

大豆製品多不勝數，例如，豆漿、豆腐、豆乾、豆花、味噌、納豆、豆豉、醬油等及其相關食品。其中最為人所熟知的就是豆腐。用鹽鹵汁作為凝固劑的是嫩豆腐，老豆腐是用石膏作為凝固劑。

大豆用水浸泡後，磨成豆漿，豆漿煮沸滴入凝固劑，即成為豆腐腦，再用布包裹，瀝掉部分水分，即成為豆腐。

大豆適合加工製成豆類製品。直接食用乾炒大豆，不易消化，就算吃煮大豆，消化率也不高。一旦加工製成豆腐、豆漿等製品後，消化率可達九五％以上。

除了含一般營養成分外，也含有大豆異黃酮、大豆皂素、丁香酸、皂草甙等。蛋白質含有人體所需的八種必須氨基酸，尤其賴氨酸的含量豐富。另外，還含有天

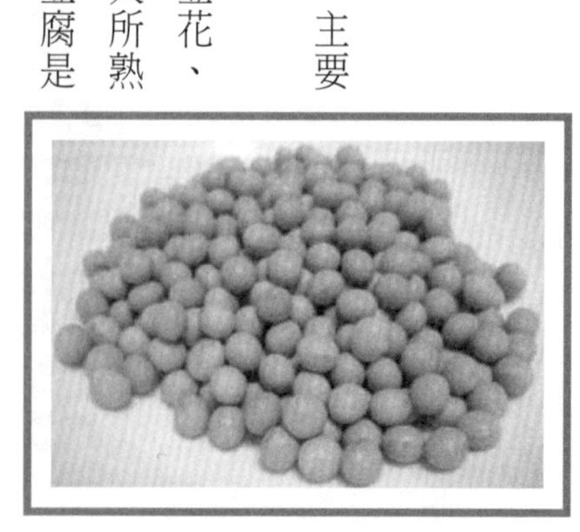

門冬氨酸、谷氨酸和微量膽鹼，可促進人體腦神經的發育，增強記憶力。

大豆中的鐵含量豐富，可改善缺鐵性貧血。此外，也含有對腦神經有益的磷，可改善神經衰弱。

大豆的脂肪中，含有豐富的不飽和脂肪酸和亞麻酸、油酸及亞油酸，可降低膽固醇，減少動脈硬化。大豆精油提取出來的大豆卵磷脂，近年來備受世人注目，因為它對人體有各種重要的作用。

大豆製品豆豉，是一種營養豐富的配料，含有能溶解血栓的尿激酶，以及能大量產生維他命B群和抗生素的細菌。專家學者認為，平常多吃豆豉，可預防老人痴呆症。

日本的研究發現，吃用醋泡過的大豆，可以防治便秘、高血壓、肥胖症、糖尿病、腦血栓和動脈硬化。而大豆皂素對於愛滋病毒有抑制作用。

埃及的研究報告指出，大豆中的硒能防止致癌物質與正常細胞內的脫氧核糖核酸結合，達到防癌效果。

大豆中還含有稀有元素鉬，可抑制食道癌的進行，增強腎與小腸黏膜黃嘌呤氧化酶的活性，減輕亞硝胺對細胞遺傳物質的傷害，並提高人體組織的修復力。

法國的研究報告指出，塗抹用大豆汁製成的美容霜，能使人的肌膚變得嫩白、有光澤。日本的研究者也說，大豆製劑可用來治療老年斑，具有美容效果。

大豆浸水長出的嫩芽，稱為黃豆芽。黃豆芽中的葉綠素，能防止直腸癌和其他癌病變的發生。另外，維他命E的含量豐富，也具防癌效果。而黃豆芽中所含的硝基磷酶，能緩解癲癇病的症狀。

黃豆芽中含有比大豆更多的磷、鋅、維他命B_{12}、胡蘿蔔素、C、E、核黃素、菸酸、葉酸、吡哆醇等，能發揮各種好的作用。大豆一旦發芽，就能去除會引起腹脹、放屁的棉子糖、鼠李糖等。

春天維他命容易缺乏，多吃黃豆芽可以預防陰囊炎、舌炎、口角炎等疾病的發生。

製作黃豆芽時，注意生芽時間不可過長，烹調時，要加少量的醋，以防止維他命的破壞。

大豆不宜生食、過食，否則會引起腹脹、腹瀉、噁心、嘔吐、頭痛等症狀。豆腐中含較多嘌呤，痛風和血尿酸濃度增高的患者不宜多食。

〔大豆食療〕

• 長肌肉、養顏：大豆加水煮滾之後，去除浮沫，加入花椒、茴香、桂花、薑末，用小火煮到黃豆熟爛，加入鹽再煮一段時間，入味後，盛盤，淋上麻油即可。

• 強身、補充營養、抗老化：大豆用水煮滾後，改用小火煮半小時，待大豆軟熟後，加入用調味料醃好的肉丁再煮滾即可。

• 體虛、感冒、發熱：枸杞葉和大豆加入高湯共煮，用蔥、胡椒、鹽、味噌調味。

• 血虛面色萎黃、唇甲蒼白：用炒大豆六十克，配煅皂礬三十克，共研粉末，以大棗煎湯製成丸劑，每次服十克，一天二次，改善血虛症狀。

• 食少、乏力、肢腫：可大豆熟食或是磨豆漿煮沸飲用，或大豆與花生炒熟研末，加白糖混合均勻，每次嚼服三十～六十克，用溫水送服。

• 強壯、提神、祛痰、健脾胃、補腎：山藥、大豆、糙米、薏仁、綠豆仁加水熬粥食用。加糖為甜品，加鹽為鹹粥。

• 消化不良：大豆五百克，血藤一千克，血藤煮取汁，與大豆汁混合煮沸二十分鐘後，濃縮去渣，烘乾研粉。日服三次，一次〇・五克，用溫開水沖服。

2. 大 蒜

為百合科植物大蒜的鱗莖。古稱「胡蒜」。可生吃、炒菜或當成調味品使用。古埃及建造金字塔的工人，每餐都吃大蒜，他們認為大蒜能夠消除疲勞、增強體力。具有獨特的氣味，有人認為它是一種香氣，但也有人視其為一種臭氣。

大蒜和蔥、薑是最常見的三種調味料。有各種加工食品，例如，蒜泥、蒜汁、蒜醬、蒜粉、蒜油等。

大蒜的花莖叫蒜苔，幼苗稱為蒜苗。

成分包括醣類、蛋白質、脂肪、鐵、磷、鈣及微量元素硒、鋅、鍺等，以及維他命B_1、B_2、C、菸酸等。

研究報告指出，常吃大蒜，能夠預防胃癌等各種癌症。中醫師認為，大蒜味辛，性溫，具解毒、殺蟲、消

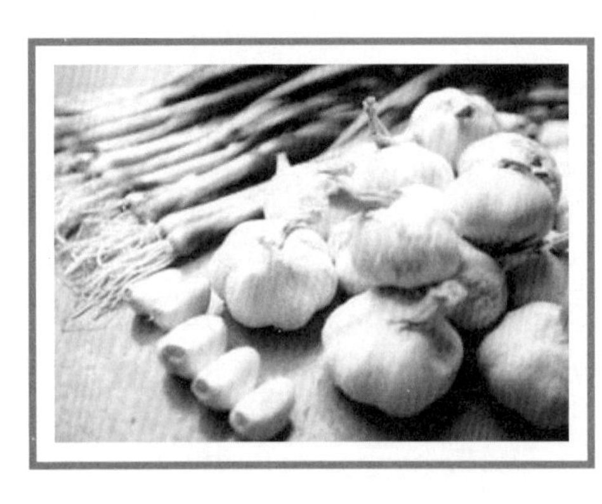

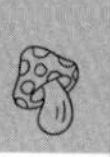

腫、健胃等功能，可治百日咳、流行性感冒、痢疾、腹瀉、肺結核病、闌尾炎、癰疽、腫毒及各種蟲咬病。

大蒜具有廣泛的藥理作用，尤其殺菌作用廣為人知。實驗證明，大蒜汁、浸泡液及揮發成分，能抑制或消滅葡萄球菌、結核桿菌、大腸桿菌、傷寒桿菌、痢疾桿菌、肺炎雙球菌、腦膜炎雙球菌等致病菌。

目前已經開發出大蒜口服膠囊、注射劑、灌腸劑、噴劑、糖漿劑等，廣泛用來治療痢疾、腸炎、白喉、百日咳、急性闌尾炎、肺結核、傷寒、副傷寒、鼻竇炎、萎縮性鼻炎、大葉性肺炎、化膿性軟組織感染等。

大蒜也能消滅阿米巴原蟲、陰道滴蟲，對真菌或黴菌感染都有效，具有廣泛的抗菌效果。

臨床研究證實，每天食用二十克以上的大蒜，能使心血管疾病的死亡率明顯下降，對冠心病的改善有所幫助。

動物實驗也證明，大蒜能夠降低血清總膽固醇、三酸甘油酯和β－脂蛋白的含量，可預防血栓，治療肥胖症，具有極佳的降血脂作用。

大蒜中的苷類成分，具有明顯的降血壓作用。美國的研究報告指出，吃大蒜或其製劑，可防治結腸癌、膀胱癌、乳腺癌與皮膚癌，也能降低肝癌、肺癌、食道癌的發生率。

美國科學家發現大蒜有健腦作用。大腦的營養來源主要為葡萄糖，大蒜中的蒜胺能幫助分解葡萄糖，促進大腦吸收葡萄糖。實驗也證明，大蒜中的大蒜素能降血糖。同時，蒜中所含的微量元素和稀有元素，以及各種氨基酸和維他命，能提高人體的免疫功能，對愛滋病發揮效果。

由於大蒜中的有效成分過熱會遭到破壞，食療一般以生食為佳，應儘量避免油炸和高溫。

大蒜含有大蒜素，大蒜素的辣味會刺激腸壁，使腸壁血管充血、水腫和組織分泌增多，容易加重腹瀉，所以，腹瀉病人不宜吃大蒜；痔瘡、肛裂及胃腸道出血患者亦不宜食。

大蒜雖好，但刺激性強，不宜多吃。生食大蒜後，不宜熱飲，以免刺激胃。過度攝取蒜素，可能會造成肝功能障礙，引起貧血。服用中藥的人，也要忌食大蒜，因為很多藥方禁食辛辣食物。

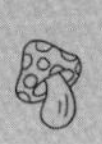

〔大蒜食療〕

- 降血壓、血糖、防癌：大蒜加米熬粥食用。
- 慢性腎炎水腫：野鴨去毛和內臟，大蒜放入鴨腹內，用線縫好切口，水煮，肉熟後飲湯食肉。
- 膀胱炎、尿道炎、痔瘡出血、婦女赤白帶：蒜蓉、莧菜用油炒軟，加鹽調味食用。
- 清熱解毒、利水消腫：西瓜洗淨，在頂端切出一個圓型，挖個小洞，塞入去皮的大蒜，再把切下來的瓜蓋蓋上，盛入盤內，隔水加熱，食用西瓜汁。
- 鼻出血（鼻衄）、吐血：大蒜頭二個，去皮，搗爛如泥，貼兩足心，四小時換一次，連貼二次。
- 中暑昏迷：大蒜頭搗汁滴鼻。

3. 山藥

為薯蕷科草本植物薯蕷的塊莖。『神農本草經』中將山藥列為上品。野山藥的塊根細瘦，肉質較硬，多半作為藥用。家山藥的肉色潔白，質地堅實，多半作為食用。

山藥可作成許多美味的點心或料理，煮、蒸、炒、炸皆可，山藥餅、山藥粥、油炸山藥、山藥泥等，都是常見的小吃。

含有醣類、蛋白質、脂肪、維他命與礦物質，也含黏蛋白、膽鹼、皂素、尿囊素、山藥鹼、多巴胺、膳食纖維及黏液質等。

山藥中的多巴胺，能擴張血管，改善血液循環。黏蛋白可預防脂肪沉積於心血管，保持血管的彈性，預防動脈粥樣硬化發生，並可使皮下脂肪減少，有一定的減肥作用；能防止肺、腎等臟器中結締組織萎縮、預防膠原病的發生。文獻上記載，山藥能防止糖尿病。

山藥性平，味甘，有補中益氣、健脾和胃、固精、益肺、消渴、止瀉、長肌肉之效。中醫在臨床上常用山藥來治療久瀉、小兒營養不良、脾虛少食等症狀。對於頻尿、遺精、腎氣不足也有效。

山藥含有豐富的營養物質，是物美價廉的補品。山藥既是食物，也是藥物。所含的澱粉酶不耐高熱，煎藥時勿太早放入，也不可久煎。濕熱實邪者或感冒、腸胃積滯者忌服。

〔山藥食療〕

• 滋補脾胃、補腎、養血：山藥配大棗、薏米、蓮子和米熬粥食用。

• 消化不良、慢性腸炎：山藥、芡實、蓮子加白糖共煮。

• 增進食慾、強壯筋骨：山藥燉豬肚。對於肺結核、小兒厭食和糖尿病也有好的作用。

• 脾虛泄瀉、腎虛遺精、頻尿：栗子去殼，再和山藥、大棗、米一起熬粥食用。

• 產後乳汁不足、肝炎、小兒消化不良、腹瀉：山藥和米

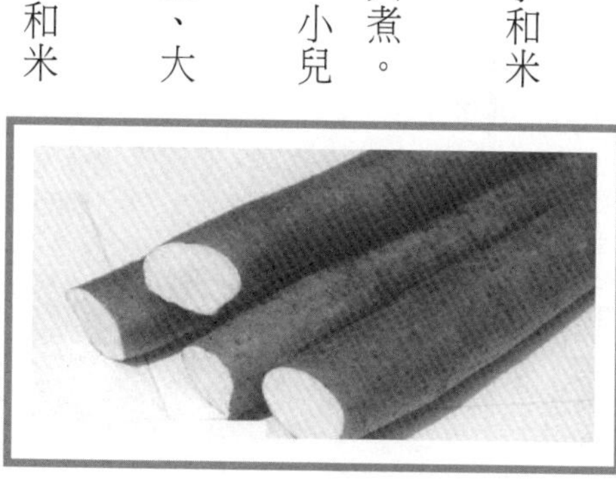

煮成粥後，加入蛋黃攪勻再煮滾即可。

4.毛　豆

為豆科大豆屬一年生草本植物，別名青皮豆。含有醣類、蛋白質、脂肪、維他命、礦物質和膳食纖維。尤其蛋白質含量高，品質優，含有人體所需的八種必須氨基酸。

毛豆的蛋白質不僅營養價值高，而且能降低血中膽固醇、中性脂肪，有助於預防動脈硬化。此外，毛豆的蛋白質在胃腸消化過程中會產生胜肽類，具有降血壓作用。也能生成β－腦內啡物質，具鎮靜、催眠效果，能促進熟睡，延年益壽。

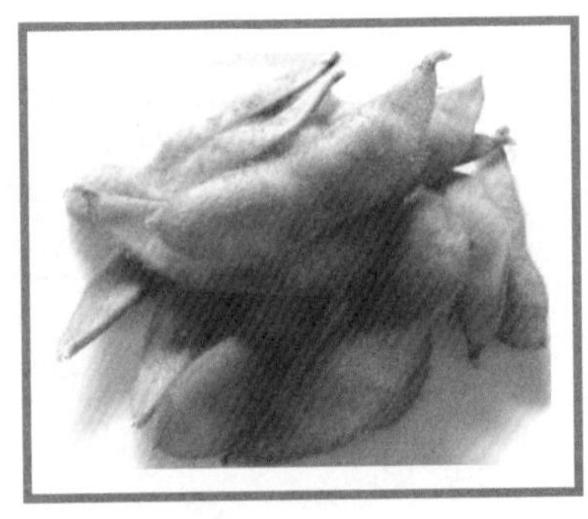

毛豆富含對脂肪及肝代謝十分重要的卵磷脂，可改善高血脂症，預防脂肪肝。同時能活化人體組織，改善神經功能障礙，預防老人痴呆症。

毛豆所含的異黃酮類物質，能消除活性氧的作用，降低血中膽固醇，防止動脈硬化，增強紅血球細胞膜，預防貧血。成分中的維他命B群，能促進飲酒後的酒精

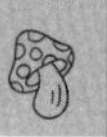

代謝。含有豐富的膳食纖維，能促進胃腸蠕動，預防便秘。

研究報告指出，毛豆中含皂素，具抗老化、改善血清脂質、降低血液中性脂肪的作用，能防止血栓的形成，並且具有抑制愛滋病毒與癌症的作用。

多吃毛豆，有益健康，最近更開發出許多毛豆相關製品，例如，毛豆麵、毛豆月餅、毛豆冰淇淋、毛豆豆花等，值得品嚐。

〔毛豆食療〕

- 增進食慾、幫助消化：豬肉、鹹菜炒毛豆，是一道十分下飯的料理。鍋中熱油爆香蔥，加入毛豆略炒，再加入豬肉、鹹菜炒熟，最後加入醬油、酒調味即可。

5. 牛　蒡

為菊科二年生草本直根類蔬菜，別名黑蘿蔔、牛菜、萬把鈎等。中醫師將牛蒡種子稱為「牛蒡子」或「大力子」。營養價值高，既是蔬菜，也是藥物。通常是食用其肥大的肉質根，但葉柄和嫩葉亦可食用。

含有醣類、蛋白質、脂肪、維他命B群、胡蘿蔔素和鈣、鐵、磷、鉀、鈉等礦物質及膳食纖維。

牛蒡具有逐水、解熱、祛風、散結、利咽、止咳、發汗、利尿、治腰酸、便秘、除斑疹、滋補強身、抗炎、抗老化、壯陽、抗癌之效，是一種健康食品。每天食用也無副作用，能強化身體的免疫力。

日本人視其為養生的最佳材料，稱其為人參，是補腎壯陽聖品。長期食用，對尿酸、糖尿、性功能衰退、高膽固醇、高血脂、高血壓、外痔、酒醉、便秘有明顯的效果。

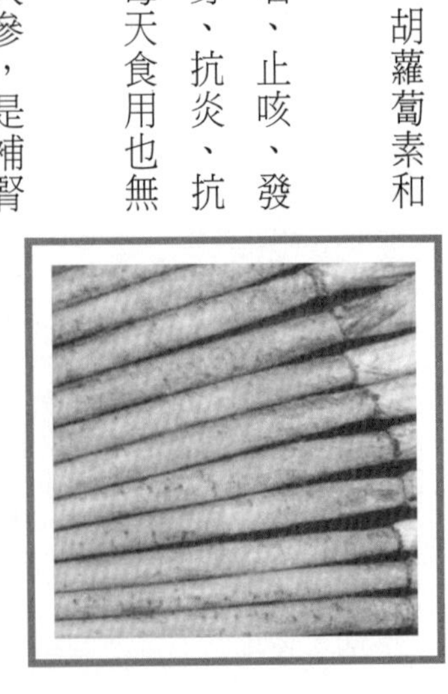

但利尿作用強，頻尿的人不宜多食。

直根中含大量菊糖和少量棕櫚酸與膳食纖維，歷年來作為痲疹和利尿劑使用。對於高血壓、糖尿病、肥胖、類風濕等現代病有效。

牛蒡的膳食纖維中含有特殊酵素，可幫助腸內益菌成長，治療便秘。同時也含有極多的鐵質，具造血力，能預防貧血，為美容食物。

日本健康雜誌報導，牛蒡是一種感冒妙藥，能使身體溫暖，對於女性的生理不

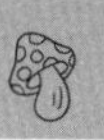

順也有效。具有多種功能，是病弱者不可或缺的優良蔬菜。

也有研究報告指出，牛蒡子含牛蒡苷和木脂素類物質，能抗腎病變，抑制尿蛋白排泄，降低對腎臟的損害。

被毒蟲咬傷時，將牛蒡汁塗在傷口上，能夠迅速消腫。

〔牛蒡食療〕

- 腹痛、盲腸炎：飲用牛蒡皮榨汁有效。
- 便秘、性功能減退、高血壓：飲用牛蒡茶有效。
- 通便、瘦身養顏：山楂、牛蒡、玫瑰花洗淨加水煎服。
- 感冒：蘿蔔打汁後，加牛蒡、蔥白、薑和少許陳皮一起煮湯飲用。
- 祛風熱、消腫毒、體虛無力、咳嗽：牛蒡根加蔥段、薑末燉雞，最後加入調味料即可。
- 肺胃虛熱引起的咽喉腫痛、咳嗽、食慾不振、便秘：牛蒡汁煮粥食用。

6. 冬瓜

為葫蘆科爬藤草本植物，食用其果肉。別名東瓜、白瓜、枕瓜。肉質細嫩，清淡爽口，作湯、燒煮皆宜。夏天吃冬瓜，能消暑、養胃、增進食慾。

除了當蔬菜用外，可製成醬菜或作成冬瓜糖及蜜餞。

冬瓜含有醣類、蛋白質、膳食纖維、胡蘿蔔素、維他命 B_1、B_2、菸酸、維他命C及多種礦物質。

鈉的含量低，不含脂肪，尤其適合肥胖、腎臟病、浮腫病和糖尿病患者。

性涼，味甘、淡，無毒。具利水、消痰、解毒、清熱之效，可治腳氣、淋病、痰吼、喘咳、水腫、酒毒、痔瘻、腹瀉、暑熱煩悶、冠心病、高血壓、動脈硬化等。

古藥書記載，冬瓜有益氣強身、延年益壽之效。現代研究報告指出，冬瓜是瓜蔬中唯一不含脂肪的蔬菜，而含有葫蘆巴鹼和丙醇二酸，能抑制體內脂肪，阻止醣類轉化為脂肪。

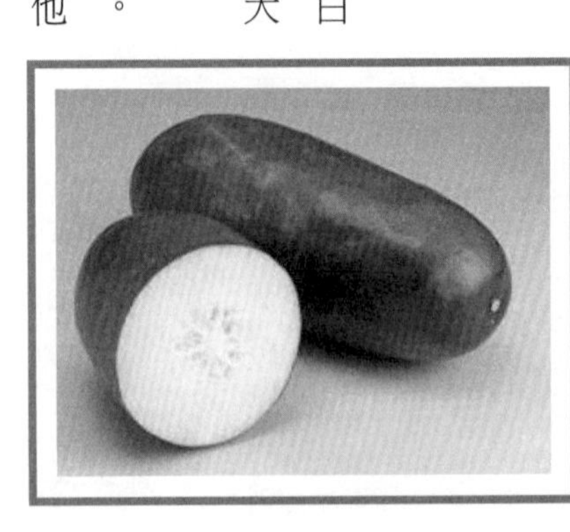

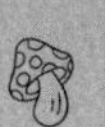

此外，含量豐富的維他命B_1、B_2，能改變食物中的澱粉與醣類，使其不會轉化為脂肪，可說是美容的佳品。

冬瓜中的鈉含量低而鉀含量高，再加上豐富的維他命C，所以，能利尿、降血糖，是糖尿病、腎臟病等患者的理想食物。

中醫認為，冬瓜性偏涼，凡屬虛寒者，久病滑泄者忌食。

〔冬瓜食療〕

- 蕁麻疹、水腫、小便不暢：飲用冬瓜湯有效。
- 痰壅氣喘：常喝冬瓜和生薑一同煎煮的濃湯，能減少發作次數並改善症狀。
- 糖尿病嚴重口渴：冬瓜去皮切塊，榨汁飲用，能生津止渴，改善症狀。
- 利尿、健身、減肥：蘆筍、冬瓜加入調味料煮湯食用。
- 減肥、防治高血壓、糖尿病、冠心病、動脈硬化：冬瓜、排骨加水用小火燉煮一小時，加入調味料即可。

7. 玉米

又名玉蜀黍、苞谷、棒子、苞米、珍珠米等。古稱西番麥、六穀、御麥等。十六世紀左右，外國人以玉米當成晉見皇帝的禮物，所以有「御麥」之稱。目前，世界各地都有種植玉米。是產量高、營養豐富的糧食。尤其甜玉米，香甜可口，是一般人愛吃的點心。

用玉米製作的食品種類繁多，例如，爆米花、玉米片、玉米罐頭、玉米粉、玉米筍罐頭、玉米油等，都是日常生活中常見的食品。為健康長壽的食品之一。

除了含大量的醣類和蛋白質、脂肪外，也含多種維他命和礦物質，膳食纖維的含量也相當豐富。

玉米胚芽中榨出的玉米油，是很好的營養食品，也可當成藥物使用。含有亞油酸、卵磷脂、維他命A和E等，容易被人體吸收。長期食用玉米油，有降脂作用可

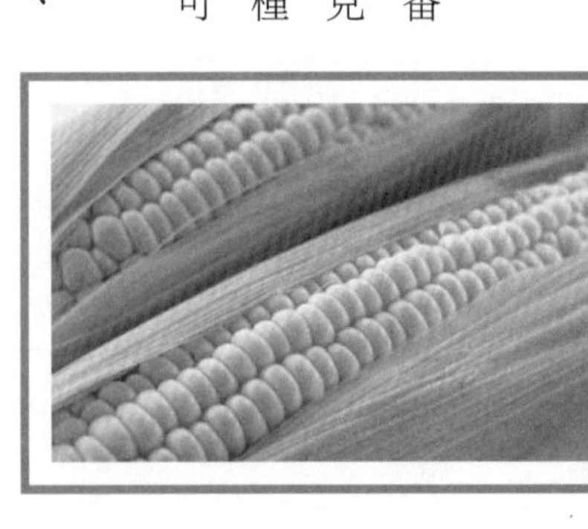

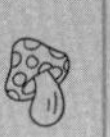

防治動脈硬化、高血脂症、冠心病、肥胖症、脂肪肝和老年慢性病。

中醫師認為，玉米具補益和胃、滲濕利水之效，可治水腫、腳氣、小便不暢等。但胃虛弱者，食後易腹瀉，忌食之。

近年來發現，玉米中含有谷胱甘肽這種長壽因子，和硒作用，可生成谷胱甘肽氧化酶，有抗氧化作用，能恢復青春，延緩老化，也能防癌。

玉米中的鎂和硒，能發揮抗癌與制癌作用。玉米上的鬚狀物，稱為玉米鬚，含維他命K、葡萄糖、谷固醇、木聚糖、有機酸等，有利尿作用，可作為降壓、降血糖與利膽劑。玉米蛋白質中含有大量的谷氨酸，可促進細胞呼吸，具健腦作用。

玉米對膽結石、膽囊炎、黃疸型肝炎和糖尿病等具有輔助療效。現在許多國家都將玉米視為是一種「保健食品」，但是，過食會造成消化不良，而久食被污染的玉米易致肝癌，要慎食。

食用新鮮玉米，能及時補充體內維他命A的不足，具有保護視力的良好功效。新鮮玉米中含豐富的膳食纖維，能促進胃腸蠕動，幫助消化，減少胃腸病的發生，亦可預防結腸癌。

【玉米食療】

- 心悸、疲倦、失眠、心血管疾病、抗老化：玉米加米煮成玉米粥食用。
- 利尿、水腫：玉米鬚加水煎服，或加水煮粥食。
- 糖尿病：玉米五百克，一日分四次煎服。
- 高血壓、高血脂症：玉米油烹茶或玉米鬚煎湯代茶。

8. 四季豆

又名敏豆、菜豆。口感清脆而且美味。成分包括醣類、蛋白質、維他命B群、維他命C，以及鈣、鐵、膳食纖維等，能促進腸胃蠕動，預防便秘。含有紅血球凝集素，生食會中毒，要小心。

四季豆烹調前要先摘除筋，否則會影響口感，而且不易消化。無論清炒或和肉類拌炒，都十分爽口，氽燙後再加調味料調拌也不錯。

富含蛋白質和多種氨基酸，具健脾補胃之效，能增進食慾。有皮膚搔癢、急性腸炎等腸胃疾病或婦女白帶的患者更適合食用。

中醫師認為，四季豆有利水助瀉之效，常吃可滋養五臟、補血、補肝、明目，能幫助胃腸吸收，防治腳氣，也能保持肌膚潤澤美麗。

〔四季豆食療〕

- 健脾胃、潤膚、促進吸收：四季豆炒豬肉，加入調味料即可。
- 補五臟、養血、潤膚、增強抵抗力：刺五加三錢、沙參五錢加水煮一小時，去除藥材留湯汁備用。鍋中熱油炒四季豆、豬絞肉，放入藥汁和泡軟的冬粉，加入調味料即可。

9. 白　菜

為十字花科芸苔屬一或二年生草本植物，古稱白菘或菘。分為大白菜和小白菜兩種。

性平而微寒，味甘。具解毒除熱、通腸胃之效。感冒、肺熱咳嗽、痰多、心煩口渴、便秘者可常吃白菜。

成分包括醣類、蛋白質、脂肪、膳食纖維、維他命A、B、C，以及鈣、鐵、磷、鉬等礦物質。含有豐富的維他命C。

營養學家認為，常吃白菜，可預防心血管疾病、動脈粥樣硬化、便秘、抗癌。膳食纖維的含量很多，可促進腸壁蠕動，幫助消化，預防便秘。

白菜中的維他命U，可治胃潰瘍。因為熱量低，所以是減肥者的理想蔬菜。白菜也是鉀、鐵、鈣和維他命A的寶庫。初期感冒和消化不良，可利用白菜緩解症狀。

白菜所含微量元素「鉬」，可抑制體內對亞硝胺的吸收、合成和積累，有一定的抗癌作用。

酸菜是利用大白菜製成的，滋味鮮美，有助於消化，增進健康。白菜也是包餃子和作泡菜的好材料，山東的包心大白菜享有盛名，生食、熟食皆宜。

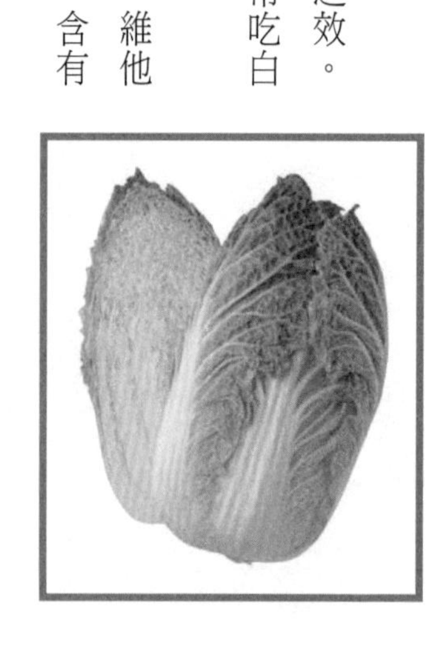

醫學家認為白菜對矽肺有輔助療效。民間會利用白菜根煎湯服用來治療感冒。有的人會利用白菜汁來治療癤腫。白菜對口乾舌燥、牙齦腫脹、牙縫出血等內熱也有效。

中醫認為，氣虛胃寒者不宜多食。

〔白菜食療〕

- 感冒：白菜心、蘿蔔加適量的冰糖用水煮，每天二次吃菜喝湯。
- 百日咳：大白菜根二片洗淨後加冰糖三十克，用水煎服，每天喝三次。
- 消化道潰瘍出血：大白菜搗爛榨成汁二百毫升，飯前加溫飲用，每天二次。
- 消化不良、小便不利、煩熱口渴：白菜葉二百克，用開水煮食，連食數日。
- 醉酒、肝腫大、肝炎：白菜嫩心一五〇克，洗淨後用開水汆湯，將其瀝乾，切成三～四公分長，拌少量麻油。

10. 甘藷

甘藷是植物學上的正式名稱。又名甜薯、紅薯、地瓜、番薯、紅芋、山芋等。有紅、白、黃等品種。

含多量的醣類，也含有蛋白質、脂肪、膳食纖維、維他命A、B_1、B_2、C，以及鈉、鉀、磷、鐵等礦物質。為鹼性食品，能調和米、麵、肉、蛋等酸性食物，有助於保持人體血液酸鹼平衡。

昔日，甘藷是窮人家吃的食物，現在則是身價百倍，各種甘藷製品受人喜愛，老少咸宜，像薯條、炸地瓜片、烤地瓜、番薯乾等，都是讓人愛不釋手的點心。

日本的專家發現，甘藷中的黏蛋白是一種多糖和蛋白混合物，屬膠原和黏液多糖類物質，可提高人體免疫力，促進膽固醇排泄，預防脂肪沉積於心血管，維護動脈血管彈性，預防動脈粥樣硬化，降低心血管疾病的發病率，也能消除疲勞。

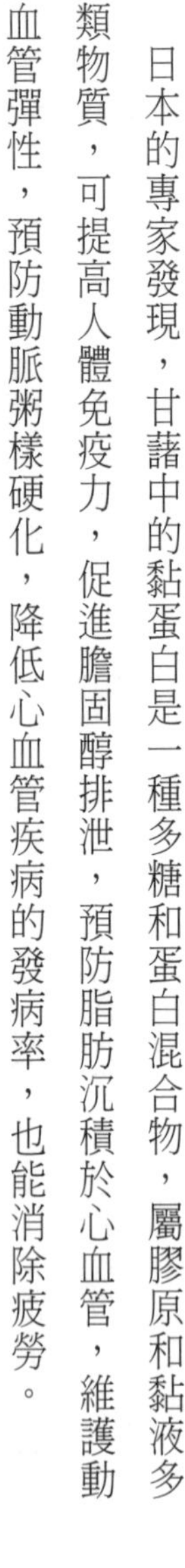

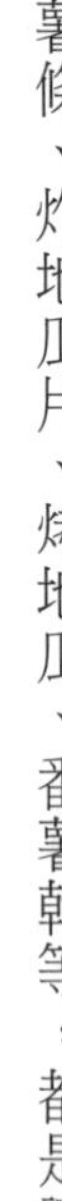

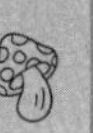

甘藷性平，味甘，具健胃、益氣、補虛、通乳之效。富含膳食纖維和膠質類等物質，有助於使排便順暢，減少腸癌的發生，扮演「腸道清道夫」的角色。

美國的研究者發現，甘藷中含有類似女性激素的物質，能維護肌膚細膩，延遲細胞老化。甘藷中含維他命E和能夠轉化為維他命A的胡蘿蔔素，所以具抗癌作用。

甘藷葉俗稱地瓜葉，含豐富的維他命B群及鈣、鐵等。研究報告指出，地瓜葉能增強免疫力，促進新陳代謝，具有抗老化、降血糖、通便利尿之效，能預防動脈硬化和各種腫瘤，防止細胞癌化，也能保護視力。

甘藷中也含脫氧表雄酮這種活性物質，能預防乳腺癌和結腸癌，也能延遲智力衰退，增加人體抵抗力。

生的甘藷不易被人體所吸收利用，因此，不宜食用。雖說甘藷是營養豐富的物質，但是，含有氧化酶，過食會引起腹脹，故消化性潰瘍、消化不良、胃炎患者不宜過食。

地瓜葉有各種不同的吃法，素炒或汆燙涼拌皆宜，口感滑嫩。汆燙後再炒，更加清香可口。

〔甘藷食療〕

• 老年便秘、胃寒、養顏美容：甘藷、米、生薑一起熬粥食用。既可滋養脾胃亦可使臉色紅潤，充滿光澤，故此粥有「美容粥」之稱。

11. 竹　筍

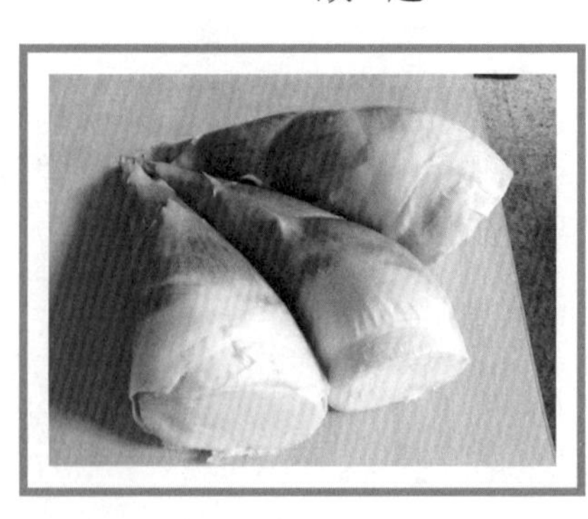

為各種竹子嫩苗的總稱。種類很多，例如苦竹筍、淡竹筍、毛筍等。炒、煮、燉皆宜，也可加工作成筍乾、酸筍、筍絲等。

含醣類、蛋白質、脂肪、鈣、磷、鐵、胡蘿蔔素、維他命 B_1、B_2、C，以及多種氨基酸。是一種高蛋白、低脂肪、低澱粉、多纖維素的食品。它對肥胖症、高血壓、糖尿病、冠心病、動脈硬化等有食療作用。

味甘，性寒，微苦，具化痰下氣、清熱除煩、通利二便之效，可治熱痰咳嗽、心胃有熱、煩熱口渴、大小便不暢、胸膈不利。

由於竹筍含有大量的纖維素，進食後能促進腸管的蠕動，有助於消化，防止便秘和結腸癌的發生，並有減肥、消斑美容的作用。

竹筍內含有一種白色含氮物，是特殊香味的來源，和肉類一起烹調，味道更加鮮美，煮湯更能凸顯鮮味。

為清寒之品，脾虛腸滑者忌食。含較多草酸鈣，故腎炎、尿路結石患者不宜食用。兒童過食，會妨礙鈣與鋅的吸收。竹筍一定要煮熟再吃，否則有損身體。

〔竹筍食療〕

- 熱痰咳嗽：竹筍用麻油、鹽、薑、醋拌食。
- 飲酒過量或酒醉：煎煮竹筍水當茶飲用。
- 潤燥美膚：水發海參切成長條，竹筍切片，放入鍋中，用肉湯燉煮熟透，加入鹽、白糖、醬油、酒調味。
- 消除斑點：鮮筍或嫩筍切片二百克，佛手二十克，生薑十克，放入砂鍋中加水適量煮透，加鹽調勻，在鍋內冷醃二十四小時，即可服用。

12. 芋頭

為天南星科植物芋的塊莖。別名毛芋、芋根等。滑嫩清香，煮、蒸、炒、燒皆宜。芋頭糕、芋頭餅、芋泥、芋圓等都是日常生活中常吃到的點心。

芋頭含醣類、蛋白質、脂肪、灰分、維他命A、胡蘿蔔素、B_1、B_2、C和礦物質等，也含有黏液皂素。質地細軟，易消化，有祛痰散結、消腫止痛之效，適合胃弱、胃腸病、結核病等患者及老人和兒童食用。

礦物質中氟的含量較高，具有防蛀、潔牙、保護牙齒的作用。

黏液中含有皂素，會刺激皮膚，引起發癢，故削芋頭皮時要小心。生食有毒、麻舌，會刺激嗓子，一般都不生食，但是，熟食吃太多，會滯氣困脾，容易導致腹脹放屁。

芋頭的乳狀液體中，含有複雜的化合物皂甙，它對於人的皮膚會引發奇癢，萬

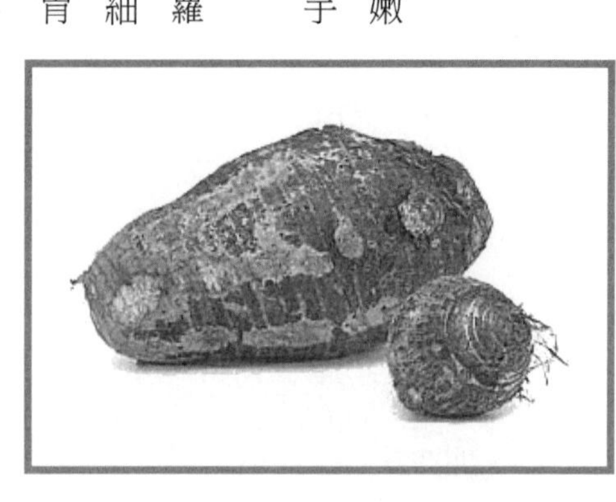

一碰觸發癢，只要把接觸芋頭的手放在火上烤一烤，即能緩解奇癢。

〔芋頭食療〕

• 益氣養血、健脾胃、潤膚：鍋中熱油爆香蔥花，放入芋頭塊再炒，加入水燜煮到熟爛，加入調味料即可。

• 健胃整腸：芋頭、薑片用油炒過，加入適量的水，放入鹹酸菜，煮到芋頭熟透後加入調味料即可。

• 虛勞、乏力少食：芋頭二百克，山藥五十克，大米五十克，加水煮粥，加適量鹽、味精調味，時時服用。

13. 空心菜

為旋花科植物空心菜的莖葉，是一年生蔓狀草本植物，莖中空。別名藤藤菜、蓊菜、蕹菜、竹葉菜等。

新鮮的空心菜爽脆可口。生命力強，容易種植。可以炒煮、作湯或涼拌。

成分包括醣類、蛋白質、脂肪、菸酸、維他命A、B_1、B_2、C，還有鐵、磷、鈣等礦物質。所含的礦物質，在體內代謝後，最終代謝產物呈鹼性，可防治吃肉、魚、蛋類等酸性食物而使血液傾向酸性。

研究報告指出，空心菜可降血壓、預防糖尿病等，也能治療高血壓引起的頭痛。成分中的膳食纖維含量豐富，能增強腸蠕動，特別是這些纖維裏所含的果膠，能使體內有毒物質加速排泄，木質素可把巨噬細胞吞噬細菌的活力提高二～三倍，因而可達通便解毒的作用。同時，維他命A能抑制某些致癌物的活性。

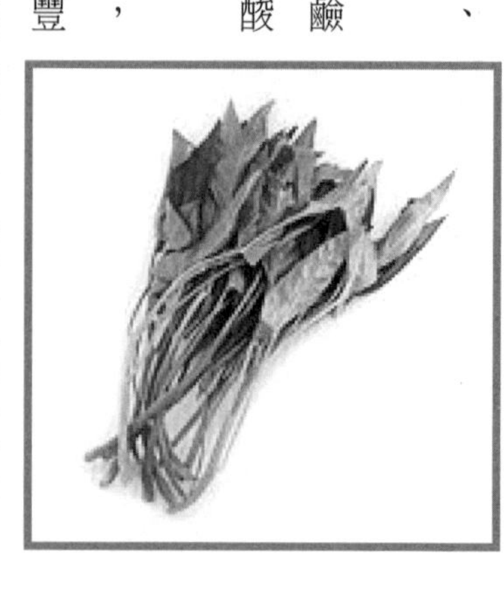

性寒，味甘，無毒。具清熱涼血、利尿、解毒之效，可治血熱引起的流鼻血、吐血、便血、咯血、小便不暢、濕疹、痔瘡、毒蛇咬傷等症狀。性寒，體質虛寒者過食，易致小腿抽筋，要慎食。

空心菜生長快速，在瓜菜淡季時，能應時上市，可彌補蔬菜之不足。不僅有營養，味道也十分鮮美。

夏季暑氣太盛，常吃空心菜，可以防暑、涼血、解熱、預防痢疾。

〔空心菜食療〕

- 通便、防癌、降脂、活血：蒜蓉、薑炒空心菜，加入調味料即可。空心菜可降低腸道的酸度，預防腸道內細菌群失調，故可防癌。
- 糖尿、便血、便秘：鍋中熱油爆香蔥末，放入空心菜和調味料，注入高湯，放入去皮荸薺煮到熟即可。
- 帶狀疱疹：空心菜去葉取莖，在新瓦上焙焦後，研成細末，用菜子油攪成油膏狀。用濃茶將患處洗乾淨，拭乾後塗抹此油膏。

14. 青江菜

為十字花科植物，葉形如湯匙，故俗稱「湯匙菜」。有青梗和白梗之分。

青江菜性平、味甘，含蛋白質、維他命A、B、C、

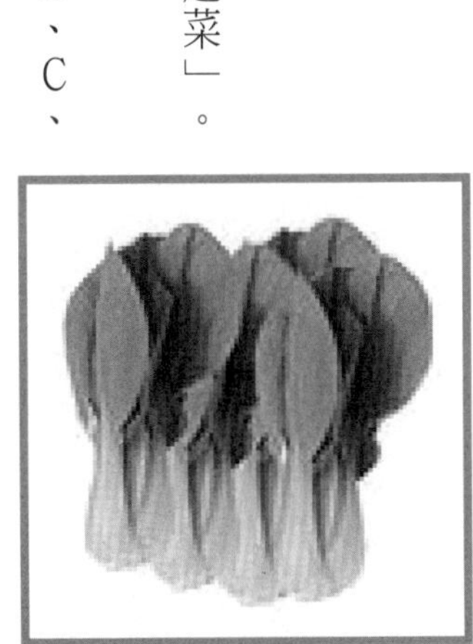

鈣、鐵、磷、膳食纖維、葉酸等。尤其維他命C的含量豐富，能預防動脈硬化、高血壓、便秘。對於肌膚也有很大的保養作用，能促進細胞再生，保持肌膚光滑，富於彈性，減少皺紋產生。

此外，也具有抗癌效果，可預防結腸癌等疾病。含有維他命A，能保護眼睛的健康。對於降血糖、降膽固醇與血脂肪都有效。

青江菜能清除體內的熱氣，對於口乾舌燥及牙齦腫脹有療效。

〔青江菜食療〕

- 潤膚美顏：青江菜、香菜、蘋果、檸檬汁加冰糖一起榨汁飲用。
- 降血壓：青江菜、胡蘿蔔、芹菜、檸檬一起榨汁飲用。
- 高血壓、動脈硬化、便秘：青江菜、蘋果、檸檬、適量蜂蜜一起榨汁飲用。

15. 青　椒

別名甜椒、番椒、大椒、柿子椒、燈籠椒等。果實較大，但辣味不強。不同於

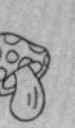

辣椒，是作為蔬菜而不是當成調味料使用。有紅、黃、綠、橘等顏色。

青椒富含維他命A、B、C、K和鐵質等礦物質，能強健身體的抵抗力，防止中暑，促進復原力。夏天多食，可促進脂肪的新陳代謝，避免膽固醇附著於血管，能預防動脈硬化、糖尿病、高血壓等症狀，對於牙齦出血、貧血也有輔助功效。

成分中含有特殊的氣味和辣椒素，能刺激唾液和胃液的分泌作用，增進食慾，幫助消化，促進胃腸蠕動、預防便秘。

中醫師認為，青椒和辣椒一樣，有溫中下氣、散寒除濕之效。能強化人體的抵抗力，紓解壓力與疲勞，對糖尿病、心臟病、高血壓、腹脹、疼痛等都有好的作用。

青椒中的有效成分，可促進黑色素的新陳代謝，對黑斑、雀斑具有療效。所含的胡蘿蔔素和維他命D能增強皮膚的抵抗力，預防斑疹與面皰。

此外，也含有矽，能促進毛髮、指甲的生長。常吃青椒，可強化指甲及滋養髮根，淨化人體的汗腺與淚腺，使皮膚光滑細嫩。但過食容易引發痔瘡、疥瘡等，所以，要

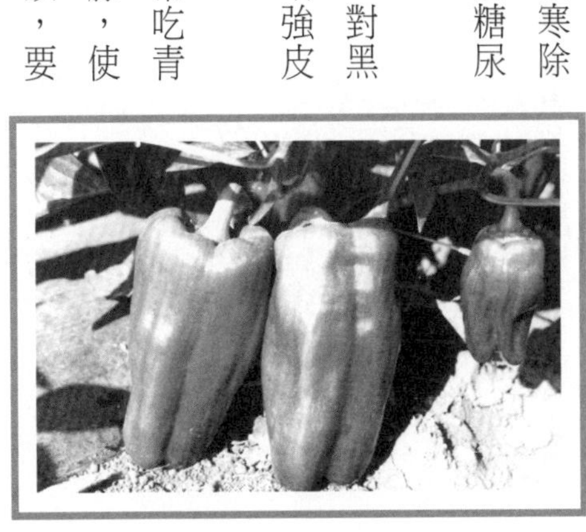

避免吃辣的青椒。另外，潰瘍、咳喘、咽喉腫痛、食道癌、痔瘡患者也要少吃。

〔青椒食療〕

• 高血壓、心臟病、視力減退、腹脹：飲用青椒生汁有效。
• 疝痛、高血壓：青椒三十克、胡蘿蔔和蘋果各二百克、鹽或蜂蜜適量一起榨汁飲用。
• 降血壓、美容、消除疲勞：青椒三十克、橘子一百克、蘋果二百克、蜂蜜適量一起榨汁飲用。
• 散風寒：豆豉和青椒拌炒，加入調味料即可。發燒患者忌用。
• 抗癌、抗壓力，去風寒、頭痛、痢疾：青椒、黑木耳、蛋加入蔥拌炒，加入調味料即可。

16. 金　針

為多年生宿根植物。別名黃花菜、忘憂、湲草，中藥稱萱草。食用部分為開花

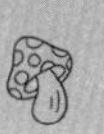

的花蕾，新鮮品和乾貨均可食。易受潮變質，要貯存在密閉容器中。

含有醣類、蛋白質、脂肪、胡蘿蔔素、維他命A、B_1、B_2、C，以及鈣、磷、鐵等礦物質。尤其含有豐富的胡蘿蔔素。味道鮮美，葷素皆宜，是料理中的珍品。烹調時，要炒熟，否則容易中毒。

味甘，性涼，具止血、消炎、利尿、安神之效。可治血便、吐血、流鼻血、肝炎、水腫、肺結核、風濕性關節痛、神經衰弱、乳房腫痛和小便不通等。

成分中含有劇毒物質秋水仙鹼，烹調不當或過食，會引起噁心、嘔吐、腹痛、頭昏等中毒症狀，甚至死亡。

為了安全起見，最好使用乾貨，或用大火炒熟食用。

〔金針食療〕

- 頭昏、老人體虛、腸胃不適：金針燉鯉魚食用。
- 腎虛腰痛、乳汁缺乏：金針和豬肉剁碎，蒸成肉餅。
- 滋補身體、鎮靜解憂：金針和母雞一起燉服。
- 婦女乳房脹痛：沙拉油加熱後，放入金針和柚皮，加

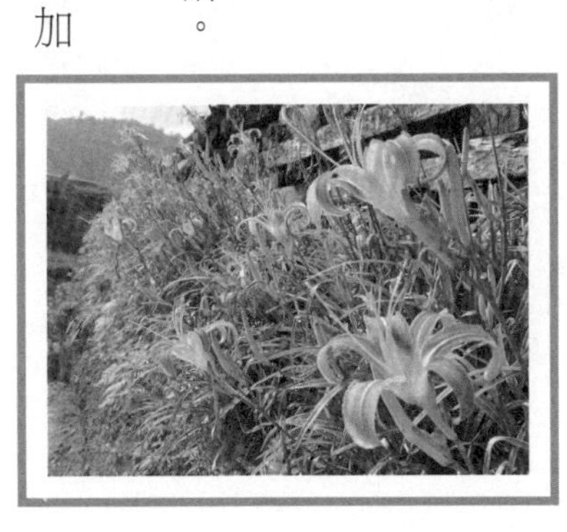

入適量清水，煮到柚皮熟後用少許鹽調味，淋上蠔油即可食用。

17. 金針菇

為真菌冬菇的子實體，別名冬菇、樸菇，是一種菌體細長的食用菌。乾燥物形狀似金針葉，故名金針菇。吃起來味道鮮美，口感嫩脆。

含脂肪、胡蘿蔔素、多種氨基酸、核酸、維他命B_1、B_2、C及各種礦物質。尤其含有人體必須的氨基酸，其中賴氨酸、精氨酸的含量更加豐富。

日本癌症中心研究所發現，金針菇中含有金針菇素，具抗癌作用。長期食用金針菇，可防治肝炎與潰瘍病，而且可以降低膽固醇，預防高血壓。

經常食用金針菇，可以促進兒童記憶，啟發兒童智力，增加身高和體重，這是因為金針菇中含有很多的鋅。

除了兒童外，也適用於高血壓患者和中老年人。

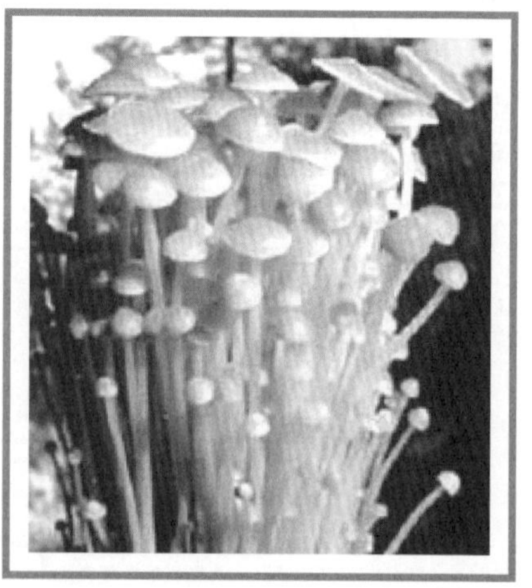

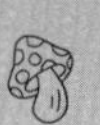

現代研究肯定金針菇的營養和食療功效，實驗證明，金針菇能增進兒童食慾，促進兒童發育成長。動物實驗也證明，金針菇能降低血中膽固醇的含量，具降血脂作用。

最近，新加坡的學者發現，金針菇中含有一種蛋白，可預防鼻炎、哮喘、濕疹等過敏症，能提高免疫力，對抗病毒感染與癌症。

金針菇為低鈉高鉀的蔬菜，洗腎及腎功能不良者不宜多食。另外，紅斑性狼瘡或關節炎患者食用後會加重病情，要慎食。性寒，脾胃虛寒者不宜食用。

〔金針菇食療〕

- 降低膽固醇和血脂：鍋中先熱油爆香蒜，再放入胡蘿蔔絲、香菇絲和金針菇拌炒，最後用鹽、胡椒調味即可。
- 補肝利膽、益氣明目：金針菇豬肝湯是肝病患者的食療菜單。

18. 花　菜

即花椰菜，為十字花科一或二年生草本植物。質地細嫩，容易消化。好的花菜應該呈白色或乳白色，緊密堅實，外包淺綠色葉子。過熟而形成散開狀的花菜，質地較差，營養價值也較低。

成分包括醣類、脂肪、蛋白質、多種維他命和礦物質。尤其維他命C的含量豐富，經常食用，可提高身體的免疫力，預防感冒和壞血病，增強肝臟的解毒力。

花菜的熱量低，是減肥者的理想蔬菜。醫學家認為，花菜中含多種吲哚類衍生物，能增加生物對癌物質的抵抗力，具有抗癌作用。臨床醫師指出，花菜有助於改善便秘、消化性潰瘍和肺病咳嗽。

為了減少烹調時維他命C及吲哚類物質的流失，要注意加熱時間不宜過長，最好用大火快炒。

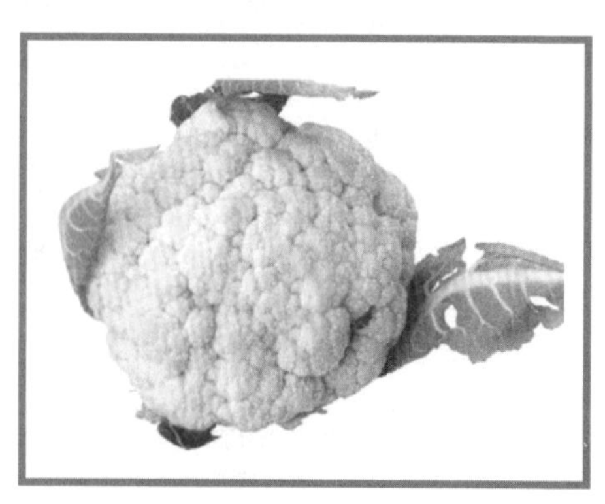

古代西方人將具有止咳、爽喉、潤肺之效的花菜，推崇為「天賜的良醫」、「窮人的醫生」。十八世紀，歐洲內科醫師布哈爾夫，將蜂蜜調入熟花菜的嫩莖葉汁中，製成糖漿，用以治療肺結核和咳嗽，此藥在當時醫學界享有盛名，被稱為「布哈爾夫糖漿」。

近年來，日本國立癌研究所發現，花菜的癌症抑制率高達九二・八％。美國防癌協會也建議世人，要在食譜中增加花菜等十字花科的蔬菜，藉此減少肺、胃、直腸、結腸等癌症的發生率。

〔花菜食療〕

• 增進食慾：製作鮮美的醃花菜。將掰成小朵的花菜放入滾水中燙熟後放涼。用大蒜、芹菜、白糖、鹽、食用油、白葡萄酒、檸檬汁等配料熬製成醃汁，然後放入燙熟的花菜中醃漬二十四小時即可食用。

19. 芹　菜

芹菜有兩種，生於沼澤地帶的叫水芹，別名野芹菜、水英；生於旱地的叫旱芹，別名香芹、藥芹。

為傘形科二年生草本植物。依品種的不同有不同的稱呼和吃法。炒或涼拌皆宜，也可當成餡料。入口香脆，能增進食慾。

營養豐富，含有醣類、蛋白質、脂肪、多種遊離氨基酸、維他命及礦物質。其他成分則包括芹菜苷、佛手柑內酯、有機酸、甘露醇、揮發油、芫荽苷、芸香苷、生物鹼等。芹菜的特殊香氣是來自多種丁基苯酞類化合物，能促進食慾。

實驗證明，芹菜的萃取物能降血壓。芹菜苷或芹菜素有興奮中樞的作用。含有豐富的鐵質，每百克中含八・五毫克，是缺鐵性貧血患者最佳的蔬菜。醫學家們發現，芹菜具有減少男子精子數量的作用，因此，認為芹菜有避孕效果。

芹菜性涼，味甘。具平肝清熱、祛風利濕之效，可治臃腫、面紅目赤、頭痛、

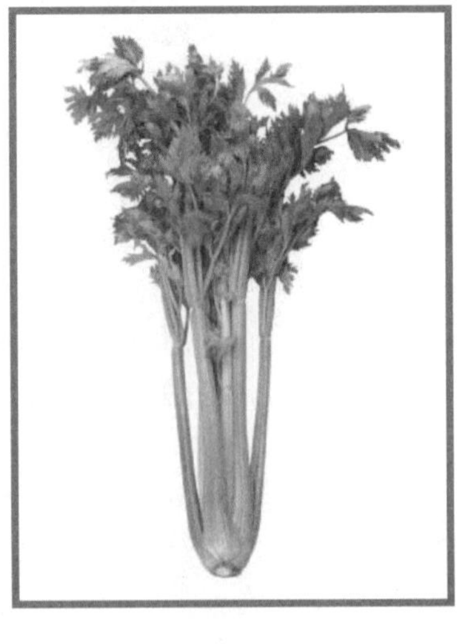

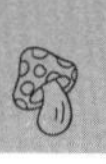

眩暈、高血壓，這可能與揮發油中的某些成分有關。

民間會利用芹菜來治療糖尿病、尿血、風濕、神經痛、小便不暢等。一般人不吃其葉，但葉中含大量胡蘿蔔素和維他命C、鈣、鐵、鉀等，用開水燙食，可減少苦味。

芹菜具利尿作用，可消除浮腫，對於血管硬化、月經失調、咳嗽痰多、黃疸、神經衰弱等都有效。

〔芹菜食療〕

- 預防近視：芹菜二五〇克洗淨榨汁飲用，每天三次，連續或間斷飲用皆可。性寒，脾胃虛弱或輕瀉者不宜多食。
- 健身防衰：芹菜蘸番茄醬涼拌食用。對於養顏去斑也有效，但要經常食用。
- 高血壓、高血脂症和血管硬化：芹菜榨汁加入蜂蜜，每天三次各飲用四十毫升。
- 頭痛、目赤、高血壓：芹菜炒肉絲或牛肝有效。
- 恢復精力、消除疲勞：胡蘿蔔、芹菜、蘋果一起榨汁飲用。也適用於用腦過度者。

•脾胃虛弱、神經衰弱：芹菜五十克，雞蛋二個，先將雞蛋去殼打勻調黏，用油炒開；芹菜切成三~五公分長，旺火炒一下，再與蛋混在一起炒，調以佐料，可經常食用。

20. 芥　菜

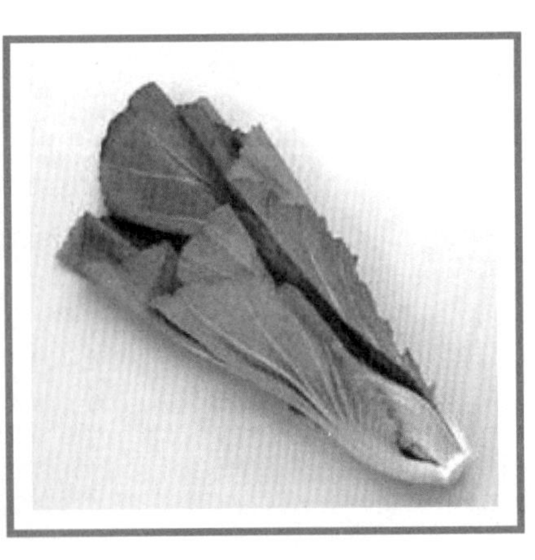

又名刈菜。雪里蕻是芥菜葉的醃製品，榨菜則是芥菜頭的醃製品。其種子稱為芥子，研為細末稱為芥末，為一種辛辣調味料。

用大葉芥菜做成的梅干菜，也是民間常吃的食品，梅干扣肉是人們愛吃的一道料理，十分下飯。

芥菜性溫，味辛，無毒，具宣肺豁痰、溫中利氣之效，可治咳嗽痰滯、胸悶，能使人耳聰目明。

芥子性溫，味辛，有微毒，具溫中散寒、利氣豁痰、通經絡、消腫毒之效，可

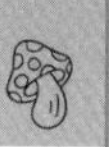

治心腹寒痛、肺塞咳嗽、胃寒吐食、跌打損傷、流痰等。

刺鼻的辛辣味，來自芥子苷經酶水解後生成的揮發油，油中的主要成分是硫氰酸烯丙酯，是辣味的主要來源。

芥子可刺激呼吸道黏膜，促進黏液分泌，促使痰容易排出。芥末內服或外敷皆可。內服可治上氣嘔吐、臍下絞痛；外敷可治關節炎。

中醫認為，芥菜為通利上焦痰濕之品，因為辛散耗氣，久食則動風而致頭暈目眩，並使眼睛視物模糊，建議不要長期食用。

〔芥菜食療〕

- 感冒：芥菜與地瓜同煮食；或芥菜與生薑、蔥白煎服。
- 腎炎：鮮芥菜煎湯，代菜飲用。
- 泌尿系統疾病：鮮芥菜一五〇克用水煎煮二十分鐘，加入去殼雞蛋再煮五分鐘，放入少許鹽，連湯帶渣服用，一天一次，連續服用數個月。
- 胸膈鬱悶、寒痰咳嗽：以芥菜頭適量切片、白米五十克，同煮粥吃。

21. 芥藍

芥藍很多寫成芥蘭。含有醣類、蛋白質、脂肪、維他命A、C、鈣等。具有潤腸去熱、下虛火、止牙齦出血之效。口感爽脆，是宴席上極受歡迎的蔬菜。芥藍中富含硫代葡萄糖苷，其降解產物稱為蘿蔔硫素，是有力的抗癌成分。常吃芥藍，能降低膽固醇，軟化血管，預防心臟病。

性辛，味甘，有利水化痰、解毒祛風之效。長期食用，能調整人體血脂與脂肪酸，具活血、養顏之效。但有耗損真氣的副作用，所以不要過食。

含有大量的膳食纖維，可預防便秘。成分中的有機鹼帶有苦味，能刺激人的味覺神經，增進食慾。也可促進胃腸蠕動，幫助消化。傳統醫學認為，芥藍具有除邪惡、解疲勞、清心明目之效。

芥藍葉有苦澀味，烹調時加入少量的糖和酒，可以改善口感。梗粗不易熟透，

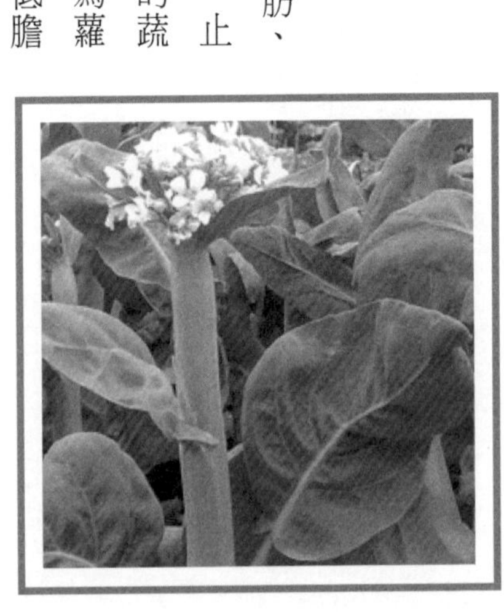

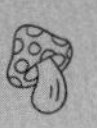

可加水多煮一些時間。想要享受鮮美爽脆的口感時，可用大火快炒，趁熱食用。

〔芥藍食療〕

- 虛火上升、牙齦浮腫：芥藍煮湯食用，可清熱止腫。

22. 油　菜

為十字花科草本植物，別名蕓苔、胡菜、寒菜等。葉似菠菜，色深綠。質地鮮嫩，色美，炒、煮、涼拌、醃漬皆可，可當成拼盤的配料。

種子稱為芸苔子、油菜子，將種子榨油即為菜油，其種子與菜油均可作為藥用。

味甘、辛，性涼。含有醣類、蛋白質、脂肪、膳食纖維、灰分，以及磷、鐵、鈣、胡蘿蔔素、維他命B群等。營養豐富。洗淨切好後及時用大火快炒，這樣才能

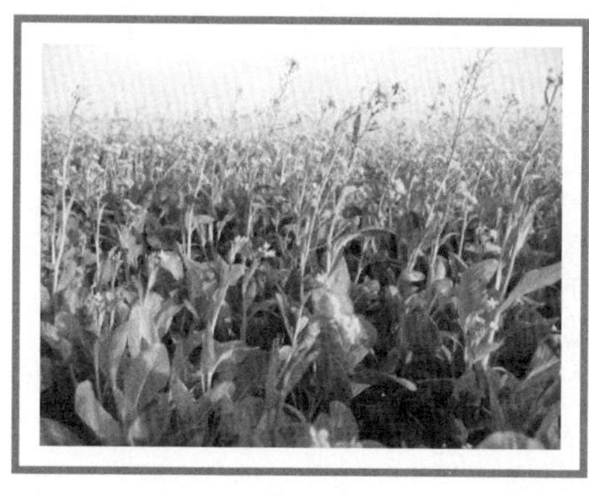

保持鮮脆，也不會使營養流失。

美國國立癌症研究所發現，十字花科蔬菜能降低胰腺癌的發病率。也能促進血液循環，散血消腫，對於孕婦產後的瘀血腹痛及丹毒、腫痛、膿瘡等有輔助療效。同時有助於養顏美容。

油菜為低脂肪蔬菜，且含膳食纖維，能和食物中的膽固醇及三酸甘油酯結合並從糞便排出，故可減少脂類的吸收，發揮降血脂功能，也能預防便秘。

含有大量的胡蘿蔔素和維他命C，能增強免疫力。同時，所含的植物激素能發揮防癌效果。每天吃五百克油菜，其營養成分即可滿足我們的生理需求。

油菜能破血，產婦食用合適，但是，多食則會動痰發瘡，所以，患有狐臭、口齒病、腰痛疾患、疥瘡、眼疾或痲疹後的人要忌食。

〔油菜食療〕

- 腸套疊：熟油菜每次食用六克，一天四次。
- 急性乳痛、腫毒：溫服油菜煮汁或榨汁，一次一小杯，每天三次。
- 便秘、皮膚病：油菜、檸檬、鳳梨一起榨汁飲用。

• 高血壓、動脈硬化、口臭：油菜、芹菜、蘋果、檸檬一起榨汁飲用。
• 血痢、腹中疼痛：取油菜榨汁二份，蜂蜜一份，加溫，每次半碗，連飲數天。
• 神經疲勞、高血壓、體虛無力：油菜、番茄、芹菜、檸檬汁一起榨汁飲用。

23. 茄子

茄子的味道有如酥酪，故古名酪酥。別名落蘇、矮瓜。一些古籍中稱茄子為「崑崙瓜」，傳說隋煬帝最愛吃茄子，故賜予「崑崙紫瓜」的美名。有不同的顏色和形狀。

吃法很多，包括炒、蒸、煮、燜、油炸、紅燒、涼拌、鹽醃等，可製成許多美味佳餚。最簡單的吃法是拌茄泥，茄子去皮，切成厚片蒸熟，冷卻後，放入麻醬、醬油、蒜泥、鹽、醋等拌成泥狀，最後在上面撒些香菜來吃。

另外，烤茄子和炸茄子也是人們愛吃的料理。魚香茄子和燒茄子等都是常見的家常菜。

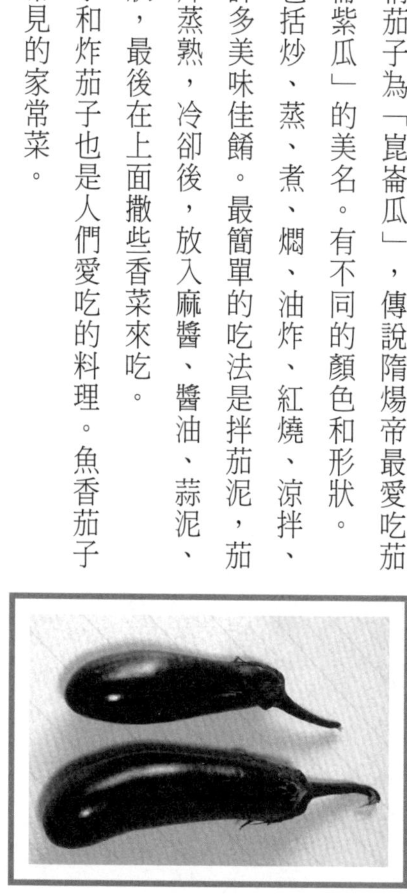

茄子成分有醣類、蛋白質、脂肪、膳食纖維、胡蘿蔔素、維他命B、C、菸酸和鈣、鐵、磷等礦物質。

富含維他命P，即所謂的芸香苷，為一種黃酮類化合物，具有增強血管彈性、降低毛細血管滲透性、防止毛細血管破裂的生理作用，對高血脂症、高血壓、冠心病、動脈硬化、咯血、壞血病有效。

茄子中還含有多種生物鹼和活性物質，具抗癌活性，尤其紫色茄子的抗癌性更高。

吃茄子能增強體內抗氧化物的活性，減退自由基反應，達到抗老化的目的。性寒味甘，具散血瘀、消腫止痛、祛風通絡、止血、利尿、治療寒熱之效。對於高血壓、冠心病、腦溢血、壞血病、動脈硬化及高膽固醇有療效。

歐洲人認為茄子能刺激膽汁分泌，產生利尿作用，排除體內多餘的水分。現在已經證明，吃茄子可促進消化液的分泌和消化運動。

茄子性寒，尤其秋後的茄子苦寒更甚，食時往往配以溫熱的蔥、薑、蒜、香菜等，因此，腸滑腹瀉、體質虛寒者不宜多食。

〔茄子食療〕

- 輕度細菌性食物中毒：生吃茄子有效。
- 降膽固醇、利尿、寬腸：茄子洗淨切成六公分長的條塊，用油炸熟後撈出。然後將蔥、薑、蒜、蟹肉下鍋混炒，倒入料酒，放入茄子，加入調味料燜燒後芶芡即可。
- 痔瘡出血、血熱便血：茄子汆燙熟，趁熱加白酒浸泡三天，去茄子，暖酒空心飲用。
- 跌撲腫痛：取茄子切片，焙研為末，每次二～三克，溫酒調服，可助活血散血。

24. 苦瓜

為葫蘆科一年生草質藤本植物苦瓜屬的果實。表皮疙瘩叢生，有如癩瘡，故又名癩瓜。

在夏天經常當涼拌菜，所以也稱為涼瓜。

苦瓜肉質苦，但略帶甜味，炒、煮、燉湯或涼拌皆宜。與肉絲和紅辣椒共炒，色香味俱全。炒苦瓜時，用辣油、薑絲、料酒調味，味道香濃可口。

苦瓜炒小魚乾是極受歡迎的一道家常菜。炒苦瓜時，加入香菜或豆豉等調味，可增添美味。

成分中含苦瓜苷等苷類，還有苦味素、多種氨基酸、醣類、蛋白質、脂肪、維他命B_1、B_2、胡蘿蔔素、菸酸、維他命C和各種礦物質等。

印度的醫學家發現，苦瓜中含有一種名為「多肽－P」的化學物質，具有如胰島素般的物質，有明顯降血糖的作用，可用來治療糖尿病。

日本的醫學家也發現，苦瓜中的苦瓜蛋白脂有提高免疫力，使免疫細胞具有殲滅入侵之「敵」的作用，對抗癌症、愛滋病也有好的作用。

也有人認為，苦瓜蛋白能促進人體肌膚新生，加速創傷癒合，常吃苦瓜，能增加皮膚活力，使臉部肌膚變得更加細嫩。

苦瓜味苦，生者性寒，熟者性溫，無毒。具明目、清熱、解毒的功效，可治中暑、痢疾、赤眼疼痛、熱病煩渴、癰腫丹毒、惡瘡等。鮮苦瓜榨汁飲用，清熱作用

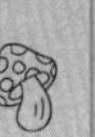

更強，脾胃虛寒者久食或過食，易致吐瀉、腹痛，要慎食。

苦瓜的特殊苦味能刺激唾液及胃液的分泌，具有促進消化與增進食慾之功能，被視為是一種開胃降火、延年益壽的養生蔬菜。

〔苦瓜食療〕

- 清熱退火：涼拌苦瓜、苦瓜鹹蛋、苦瓜排骨湯等，都是有效的家常美食。
- 清熱明目：苦瓜和蔥、薑一起拌炒，加入調味料即可。
- 利尿、去濕、止瀉、治痢：車前草一兩，事先盛入紗布袋內，和綠豆二兩、豬瘦肉四兩、苦瓜一斤熬湯，加入鹽調味。
- 中暑發熱：苦瓜一條，切成二半，取出瓤子，納入茶葉，再接合，懸掛通風陰乾。每次切取六～九克，水煎或泡開水代茶飲用。

25. 南　瓜

為葫蘆科藤本植物南瓜的果實。別名倭瓜、番瓜、飯瓜、金瓜、窩瓜、北瓜、麥瓜等。

南瓜加雞蛋、牛奶調成糊狀油炸，是西方人愛吃的食物。加拿大人和美國人在感恩節那天會吃南瓜。

成分包括醣類、蛋白質、脂肪、維他命B_1、B_2、C、E、胡蘿蔔素和多種礦物質。也含葫蘆巴鹼和多種氨基酸及果膠等。尤其含有豐富的亞麻仁油酸、油酸等甘油酯。

研究報告指出，常吃南瓜能補充鈷，增加體內胰島素的分泌，有補血作用，降低血糖，治療糖尿病。對於糖尿病併發的心血管病、腎病、神經病變、便秘及視網膜病變有防治作用。

南瓜中的果膠能增加腸的運動，利於排便。同時能促進胃腸道潰瘍的癒合，也能防止動脈粥樣硬化。果膠的吸附性強，能黏結或消除體內細菌毒性與其他的有害物質。

南瓜的紅色來自胡蘿蔔素，即維他命A原，可保護視力，預防眼病，並具防癌作用，能促進兒童的生長發育。

成分中的酵素，能破壞亞硝胺和食品殘留農藥等有害物質的致癌作用。

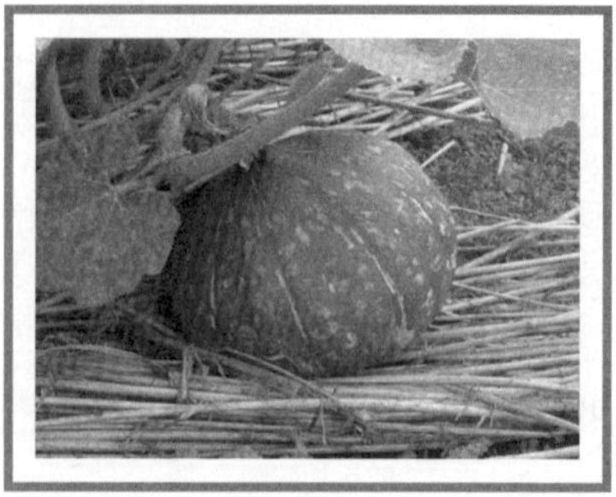

南瓜中所含的膳食纖維，有降血脂和減肥功效，也能防治老年人的便秘。熟食南瓜，可改善胃和十二指腸潰瘍。

性溫，味甘，無毒，有補中益氣、消炎止痛、解毒殺蟲、利尿平喘、益心斂肺之效。可用於脾胃虛弱、營養不良、肋間神經痛、燙灼傷等症。

連續吃南瓜二個月以上，皮膚會泛黃，稱為柑皮症，對健康無礙，只要停食二～三個月，黃色會自然消退。凡罹患腳氣、黃疸、下痢、腹脹、氣滯濕阻等疾病者忌食。

〔南瓜食療〕

- 脫肛：南瓜五十克、薏仁六十克加水煎服，連服數日。
- 老年慢性支氣管炎、支氣管炎：南瓜皮三十克、去核紅棗二十粒、麥冬和杏仁各五克、適量紅糖加水煎服，有補中益氣、益心斂肺之效。
- 前列腺肥大症：每天吃五十克生的或熟的南瓜籽，連續吃三個月有效。
- 胃痛、肺結核：南瓜藤加水煎服有效。
- 糖尿病：南瓜二五〇克，煮湯，飲湯食瓜，早晚各一次，連食一個月，病情穩定之後，再間歇食用。

• 驅蟲：連續口服去殼、去油的南瓜籽粉。

• 哮喘：南瓜一個，蜂蜜六十毫升，冰糖三十克，先在瓜頂上開個口，挖去部分瓜瓤，倒入蜂蜜、冰糖，蓋上切口，放在盤中蒸一小時。每次一碗，每天早晚各食一次，連吃五～七天。

26. 香菜

有強烈的香氣，故名香菜。別名芫荽、胡荽、圓荽、香荽。古希臘羅馬時代，香菜被視為「春藥」。是炒菜、煮湯常用的調味料。

生食熟食皆宜，也可加醋、辣椒、鹽作成小菜或涼拌菜食用。顏色碧綠，能增進食慾，同時可以解食物之油膩。

生吃時，一定要洗淨，最好用開水燙一下再吃。

含有蛋白質、脂肪、胡蘿蔔素、維他命 B_1、B_2、C、菸酸、鉀、磷、鈣、甘露醇、黃酮、蘋果酸鉀等。其香味來自揮發油成分，包含壬醛、芳樟醇、壬葵醛和其

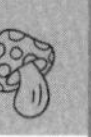

他單萜類化合物。

味辛，性溫平，微毒。能作用於中樞神經，解除發熱、頭痛。有散風祛寒的作用，可消除一切不正之氣。

香菜有助於皮疹的透發，因其能促進血液循環，使病毒大量流到皮膚的毛細血管，引起毛細血管的內皮細胞增生，滲出血清，形成皮疹。出疹後，內臟受到病毒的侵犯度會減輕，增加抗體，使全身的症狀大幅好轉。

香菜能去臚腥臊臭。吃雞鴨、牛羊豬肉、魚蝦時，可加入香菜來調味。吃香菜也能改善產婦產後乳汁不足。

名醫華佗認為，患有狐臭、口臭、蛀牙及生瘡的人，吃香菜會加重病情。李時珍也說：「凡服一切補藥，或補藥中有白朮、牡丹者，均不宜吃香菜。」

通常，香菜只作為調味用，不可多吃，多吃會減弱記憶力。

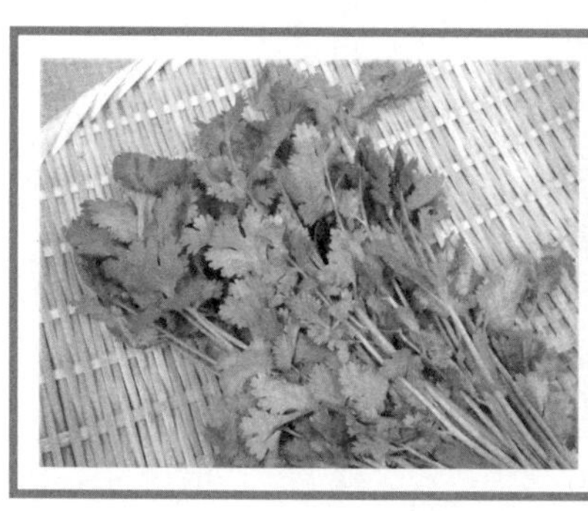

〔香菜食療〕

- 增進食慾：在香菜大量上市時，將香菜、黃瓜拌醬來吃，不但美味，也能增進食慾。
- 食積腹脹：蔥白切段，和香菜一起用水煮，加入調味料即可。對於初期痲疹也有效，但表虛多汗者忌食。
- 感冒：香菜三十克，麥芽粉十五克，加米湯半碗，加少許糖，蒸溶化後服用。
- 消化不良：香菜籽、陳皮各六克，水煎服。或單味香菜煎水飲用。

27. 香菇

為寄生在栗、槲等樹幹上的側耳科植物香菇的子實體。別名香蕈。因為含有特別的香味物質，所以稱為香菇。味道鮮美，香氣濃郁，素有「菇中之王」、「蔬菜之冠」、「蘑菇皇后」的美稱。

日本的研究發現，香菇萃取物有抗愛滋病、抗病毒、降血壓、降血糖、抗癌等

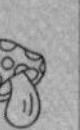

功效，是營養豐富的保健食品。也可製成香菇粉、香菇醬油、香菇湯料等各種佐料。

含有各種醣類、蛋白質、脂肪、維他命和礦物質，營養價值極高。香菇中的麥角甾醇，經由日光或紫外線照射後，可轉變為維他命 D_2，可預防佝僂病。

生鮮香菇的香氣來自松茸醇和正戊基乙基酮等，乾香菇的香氣則來自酮類成分。

性寒，味甘，無毒。具潤腸、清熱、解毒之效，可治便秘、痔瘡出血、熱病煩渴。古代醫書認為香菇是廚中之珍、食中佳品、延年益壽之品。

香菇中含多種酵素和氨基酸。吃素者食用香菇，就不易缺乏氨基酸和蛋白質類營養物質。日本的研究報告指出，香菇對於尿蛋白症、糖尿病、急性慢性腎炎、高血壓有療效。

近年來，世界上許多國家陸續發現香菇具有抗癌作用，配合化療攝取香菇萃取劑，可提高人體免疫力，增強對抗癌症的力量。香菇中所含的干擾素誘導劑，能誘導干擾素的產生，幫助人體克服感冒病毒，使人體產生免疫作用。

研究報告顯示，香菇對肺結核、神經炎、傳染性肝炎、糖尿病、感冒等有防治作用。對於消化不良、肥胖、便秘、

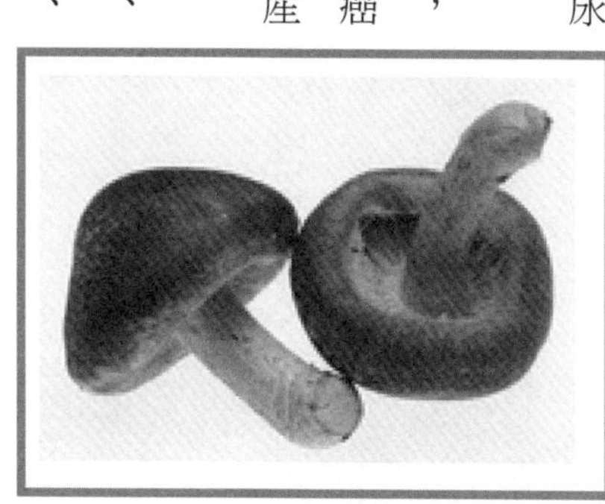

神經衰弱也有效。

〔香菇食療〕

- 飲食不振、疲倦無力：鯽魚、香菇洗淨，加入適量的水，用蔥、薑、料酒調味，一同煮到熟為止。
- 消瘦無力：栗子、香菇加調味料共煮。
- 去脂減肥：香菇、松子加調味料共煮。對於頭髮早白也有效，同時具有潤膚效果。
- 食慾不振、多汗、易感冒、疲倦無力、臉色蒼白、掉髮：香菇八十克、肉絲一百克、豆腐三百克，一同煮成香菇肉絲豆腐湯，加入調味料即可。

28. 香　椿

為楝科植物香椿樹剛長出的嫩芽，又叫香椿芽、椿葉。具獨特的香氣，自古以來被視為珍品。清代百姓在春天有吃香椿的習慣，稱為「吃椿」，有迎新年之意。

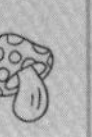

有各種不同的吃法，最常見的就是香椿炒蛋與香椿拌豆腐。香椿熬粥食用，味道也很鮮美。吃麵條時，用香椿當菜碼，味道鮮美甘甜。

香椿成分包括醣類、蛋白質、脂肪、胡蘿蔔素、維他命B_1、B_2、C、鈣、磷、鐵等。香氣成分來自數種揮發油。營養豐富。

性平，味苦。具清熱解毒、止瀉止痢、收斂止血之效，可治瘡瘍、紅白痢疾、陽痿、遺精、腫毒、子宮炎，也能殺蟲、滅菌。

經常吃香椿食品，可以清熱化濕、生津潤燥，治療胃腸濕熱引起的小便短赤澀痛，以及食慾不振和目赤腫痛等。

民間認為，香椿過食易併發宿疾，慢性病患者不宜食用。

〔香椿食療〕

- 唇上生疔：香椿葉搗爛，混合酒飲用。
- 水土不服：乾香椿代茶泡水喝。
- 容易疲勞、肝毒：香椿二十克、蘋果二十克、胡蘿

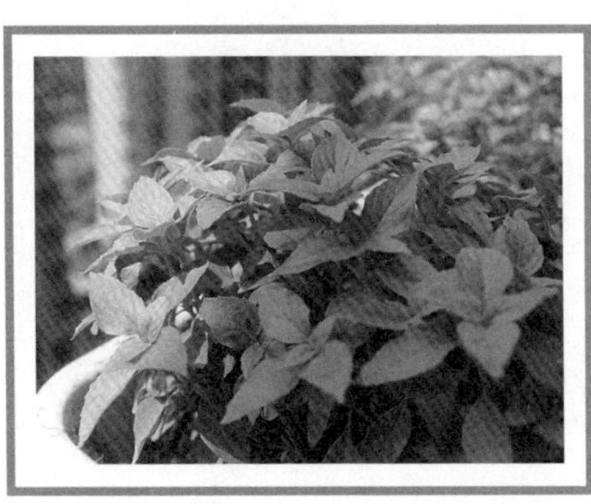

萄二十克、鳳梨一百克、蜂蜜適量一起榨汁飲用。

• 疔、瘡等外科疾病：香椿葉搗爛，取汁外敷。

29. 洋蔥

為石蒜科蔥屬植物的地下莖。別名玉蔥、球蔥。古希臘羅馬時代，將洋蔥作為新娘的陪嫁物，數量越多，表示新娘的身分越高。歐美國家將洋蔥稱為「菜中皇后」，十分愛吃洋蔥。

性平溫，味甘辛，具祛風發汗、解毒消腫之效，能治感冒風寒、中風、顏面浮腫、頭痛鼻塞、痢疾、臃腫等。

除了一般營養成分外，還含有硫醇、二甲二硫化物、二烯丙基二硫化物、三硫化物等多種氣味成分，並含蘋果酸鹽、檸檬酸鹽，以及羥基桂皮酸、阿魏酸、咖啡酸和多種氨基酸、醣類，更含有前列腺素和活化血溶纖維蛋白活性成分。

研究報告顯示，洋蔥中含有環蒜氨酸和硫氨酸等化合物，能溶解血栓。而且幾乎不含脂肪，所以，能抑制高脂肪飲食引起的血膽固醇升高，有助於改善動脈粥樣

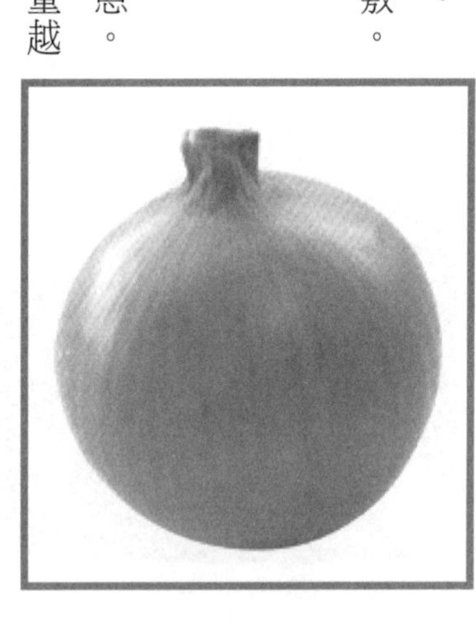

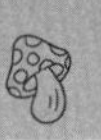

硬化，具有降血脂功能。

洋蔥是目前所知唯一含有前列腺素A的蔬菜，能使血壓下降。

日本醫學家認為，長期吃洋蔥能夠穩定血壓，對人體動脈血管有保護作用。成分中的槲皮苦素在人體黃酮醇的誘導下，可成為一種活性植物苷類，能夠發揮利尿作用。

洋蔥的殺菌作用眾人皆知，能消滅金黃色葡萄球菌、白喉桿菌等，也可用來治療婦女的滴蟲性陰道炎。民間也將洋蔥作為祛痰劑和利尿劑使用。

洋蔥含有豐富的硒，能夠刺激人體免疫反應，增加環磷腺苷酸，抑制癌細胞的分裂和生長，堪稱是抗癌食品。所含的膳食纖維具有保健作用，能降低膽結石症的發病率，同時增進食慾，防治腸炎。

此外，含有豐富的鈣，對老年人的保健很有幫助。而且，抗老化物質半胱氨酸的含量也很多，能延遲細胞老化。

營養學家們對洋蔥有極高的評價，認為它是「維他命的寶庫」，同時也是鉀的良好來源，致力於洋蔥保健食品的開發。

調理洋蔥時，為了避免其氣味成分刺激眼睛，可將洋蔥浸在水中切，使氣味溶於水中無法散發出來。

但過多食用洋蔥，會致使眼睛視物模糊，而引起發熱、眼病。

〔洋蔥食療〕

•失眠：適量的洋蔥，搗爛後裝入瓶內蓋好，臨睡前放鼻子邊吸其氣味，一般約十五分鐘即可入睡。

•糖尿病：洋蔥一百克，洗淨後以開水泡，加入適量醬油調味，每天二次，經常食用。

•降膽固醇、防癌：食用洋蔥炒牛肉。

•高血脂、高血壓症：洋蔥切碎，鍋中熱油，洋蔥和鹽炒一下，再和米一起熬粥食用。可每天食之。

•防癌、抗癌：洋蔥炒石斑魚，易於消化，可降低癌症發病率。

•增強體力、精力：洋蔥半個、胡蘿蔔一條、芹菜一百克，和檸檬一起榨汁飲用。能提高對抗疾病的抵抗力，增強精力。

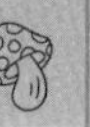

30. 胡蘿蔔

胡蘿蔔又名紅蘿蔔、黃蘿蔔。是維他命A的主要來源，已經成為全世界的主要蔬菜。

生食、熟食皆宜，脆甜爽口，是沙拉的好材料，也經常被用來榨汁。同時，可以製作各種加工食品。

其成分包括醣類、蛋白質、脂肪、維他命A、B_1、B_2、C、胡蘿蔔素、菸酸，以及鈣、磷、鐵、鎂、銅、鈷、錳等礦物質，還有多種氨基酸、酵素、揮發油、有機酸和萜類化合物。含糖量比一般蔬菜高。

所含的胡蘿蔔素，具有維他命A的活性，能在體內轉變為維他命A，故胡蘿蔔素又名維他命A原，其中以β—胡蘿蔔素所佔的比例最高。

維他命A能保護視力，預防眼疾，例如夜盲症等，

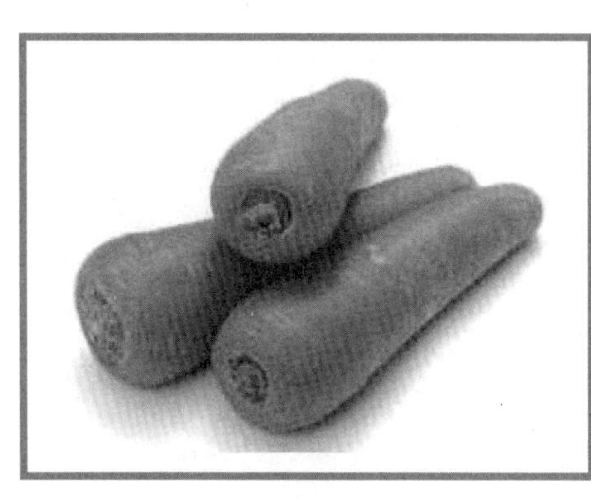

維持人體上皮組織的健康，促進兒童生長發育，增強對付疾病的抵抗力。

維他命A為脂溶性物質，因此，涼拌生食不利於吸收，還是以油炒與肉煮為宜。

胡蘿蔔有各種異構體，分為α、β、γ和δ，其中尤以β具有最強的活性，也最重要。

醫學研究報告指出，β－胡蘿蔔素和抗氧化維他命（例如維他命C、E等），能夠預防及治療心血管疾病、老年性疾病和惡性腫瘤。

很多紅色、黃色、橙色及黃綠色蔬菜都富含β－胡蘿蔔素，例如南瓜、菠菜、木瓜、桃、杏等。

胡蘿蔔素是一種脂溶性物質，為了利於吸收，最好加入油炒食，或與肉類一起烹調。生食胡蘿蔔不易消化，大部分的維他命會隨著糞便排泄掉。

現代醫學研究發現，胡蘿蔔具有強心、降壓、降膽固醇、抗炎及抗過敏作用。但是過食會出現胡蘿蔔血症，皮膚泛黃、噁心、食慾不振、無力，常易被誤診為肝炎。只要停止食用二～三個月，症狀即可消退。

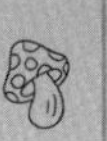

〔**胡蘿蔔食療**〕

•預防感冒：胡蘿蔔一條、梨子半個、葡萄一串、檸檬半個一起榨汁飲用。香甜可口，百喝不厭。

•消除疲勞：胡蘿蔔一條、芹菜五十克、蘋果一個榨汁飲用。含有維他命 B_1、B_2、C、葉紅素、泛酸、檸檬酸、鐵、鈣等，考生、用眼過度、身體抵抗力較弱者可常飲。

•夜盲症、角膜乾燥症：胡蘿蔔六百克、鱔魚肉四百克，二項切成絲，加油、鹽、醬油、醋炒熱，每天一次，六天為一療程。

•胃潰瘍：胡蘿蔔一條、高麗菜一五〇克、蘋果一個、檸檬1/6個，一起榨汁飲用。胃部虛弱、容易焦躁、食慾不振的人可常飲。

31. 茭白筍

茭白筍又名菰筍、茭瓜等。為禾本科多年生水生宿根草本植物菰的病體產物，為菰的花莖透過茭白黑粉菌刺激後，畸形發展產生的肥大肉質莖，但事實上是一種對人體無害的植物病體肉瘤。

剝開外皮後，有如小兒手臂一般，故又名茭手、菰手。鮮嫩的茭白筍營養高，炒、煮、蒸皆可，水煮後作成涼拌菜。火腿炒茭白筍，是色、香、味俱全的一道家常菜。

成分有醣類、蛋白質、脂肪、微量胡蘿蔔素、菸酸、維他命B_1、B_2、C，以及磷、鐵、鈣等礦物質。常吃茭白筍，能通利大小便，改善高血糖和糖尿病，對目赤和濕熱黃疸、產後少乳、咽乾等症狀也有效。

性寒，味甘，無毒。具有解熱毒、除煩渴、利二便之效，可治煩熱、消渴、黃疸、目赤、痢疾、風瘡等，但脾胃虛冷或腹瀉、遺精患者不宜食用。

茭白筍中含草酸和不易溶解的草酸鈣，會影響人體對鈣質的吸收，所以，腎臟病、陽痿、遺精、尿路結石及尿中草酸鹽類結晶較多者不宜過食。

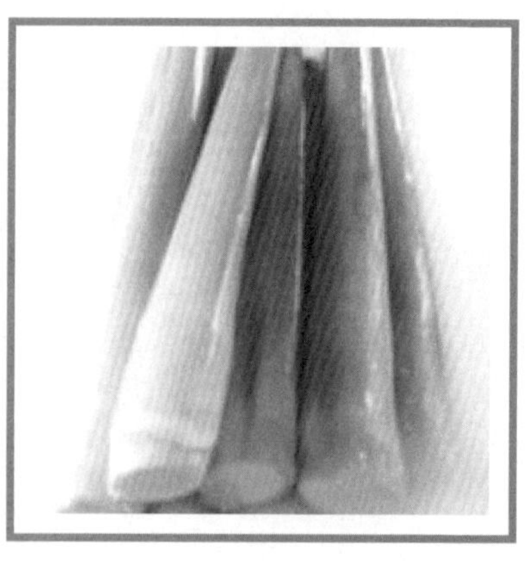

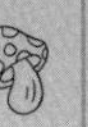

〔茭白筍食療〕

• 催乳：乳汁不足時，可將茭白筍、空心菜燉豬蹄食用。
• 消渴、黃疸、痢疾、醒酒、肥胖、通利：茭白筍和白菜加水煮熟，加入調味料，淋上少許麻油即可。茭白筍與白菜功用相似，具有相輔相成的作用，最適合夏天食用。

32. 豇　豆

又稱豆角、長豆、飯豆、江豆、角豆、羊角、裙帶豆等。莢果長得很長，故又名長豇豆。含有醣類、蛋白質、鈣、鐵、磷、維他命B_1、B_2、菸酸和膳食纖維等。

用豇豆製作豆飯或豆粥，營養豐富，美味可口。古藥書記載，豇豆具「散血消腫、

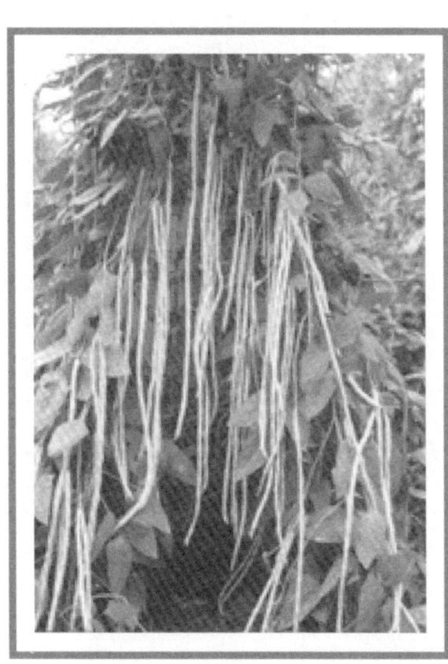

清熱解毒」之效。既是夏天蔬菜，也是夏季良藥，常吃對身體有益。

性平，味甘，有健脾補腎之效，對於脾胃虛弱、水腫、腹瀉、腎虛夢遺、幼兒消化不良、頻尿、帶下等症有效。

糖尿病患者可常吃豇豆，藉以補充主食。吃豇豆也可以預防便秘。

〔豇豆食療〕

- 中氣不足：五十克豇豆與羊肉共煮食用。
- 腳氣病：白米加豇豆同煮，可補充維他命 B_2，預防腳氣病。
- 糖尿病：豇豆一百克每天水煎服。
- 血帶、白濁：豇豆、空心菜各適量，炖雞肉吃。
- 食積、腹脹：生豇豆適量，細嚼嚥下，或搗絨冷開水調服。

33. 草　菇

為真菌草菇的子實體。別名桿菇、麻菇。喜歡生長在腐敗的稻草上，故名草菇。

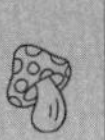

成分中含大量蛋白質，有多種氨基酸，尤以賴氨酸的含量最多。另含脂肪、維他命C，以及一種異性蛋白，能抑制癌細胞生長。

肉質細嫩，有濃厚的菇香，是素食中常見的料理材料。可和魚、肉、蛋、蝦、蟹、豆類製品或其他蔬菜一起烹調，不失原料的鮮味。作湯、包餡或乾炸皆宜，美味可口，人們都愛吃。

性涼，味甘，具補脾益氣、清暑熱之效。常吃草菇，可提高對疾病的抵抗力，加速傷口的癒合。對於高血壓、容易感冒和多種腫瘤也有防治效果。

〔草菇食療〕

• 清熱、降血壓：草菇煮豆腐，再加入蔥、薑、蒜、鹽、糖調味即可。

• 清熱、抗癌、潤膚、降血壓：芹菜、草菇共炒，加入調味料即可。

• 養顏、美容：番茄、草姑、嫩豆腐煮湯，加入蔥、薑、鹽調味。

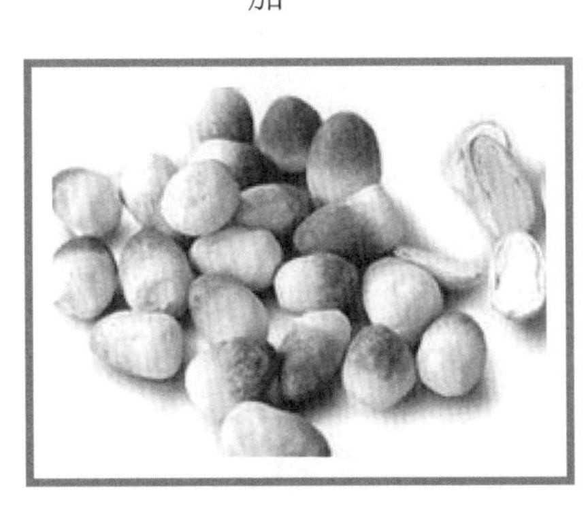

34. 馬鈴薯

別名洋芋、山藥蛋，是營養價值極高的食物，歐美許多國家都將馬鈴薯當成主食，消費量相當可觀，有「植物之王」的美譽。營養學家認為馬鈴薯為「十全十美的食物」。

美國的科學研究機構表示，每人每天只要吃全脂牛奶和馬鈴薯，即可得到人體所需的全部養分。

含有醣類、蛋白質、脂肪、膳食纖維與灰分。蛋白質中的賴氨酸含量遠超過其他穀物。維他命C的含量也相當豐富，在蔬果中並不多見。此外，也含檸檬酸、乳酸、泛酸、菸酸等。

有很多種吃法，炒、炸、煎、蒸、煮皆可。馬鈴薯燒牛肉、咖哩馬鈴薯、炸馬鈴薯條、羅宋湯、馬鈴薯沙拉等，都是著名的馬鈴薯料理。在蔬菜不足時，冷凍馬鈴薯可做成各種配菜。

味甘，性平，具補脾益氣、止痛、通便和胃之效，可治胃與十二指腸潰瘍、脾

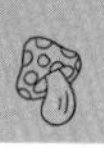

胃虛弱、腸胃失調、消化不良、慢性胃病、習慣性便秘和皮膚濕疹等症狀。

醫學研究報告指出，馬鈴薯中富含維他命A、C、礦物質、木質素和定量的干擾素，這些成分綜合發揮作用，可產生抗癌效用。馬鈴薯中的果膠能改善腸子的功能，舒緩便秘，對胃和十二指腸潰瘍具有療效。另外，含有豐富的鉀，能防止高血壓。

馬鈴薯中含有茄鹼，尤其發芽的馬鈴薯中含量更多。茄鹼會破壞紅血球，嚴重時會引起腦充血、水腫。也容易引起胃黏膜炎或眼睛結膜炎。

為了避免馬鈴薯產生過量的茄鹼，要遠離陽光貯藏，避免發芽。烹調時，加些食用醋可分解茄鹼。

凡是腐爛、霉爛或生芽較多的馬鈴薯，均含過量的茄鹼，極易引起中毒，所以，請不要食用。脾胃虛寒易腹瀉的人，也應少吃。

〔馬鈴薯食療〕

• 神經痛、痛風、腎臟病、胃酸過多：馬鈴薯、胡蘿

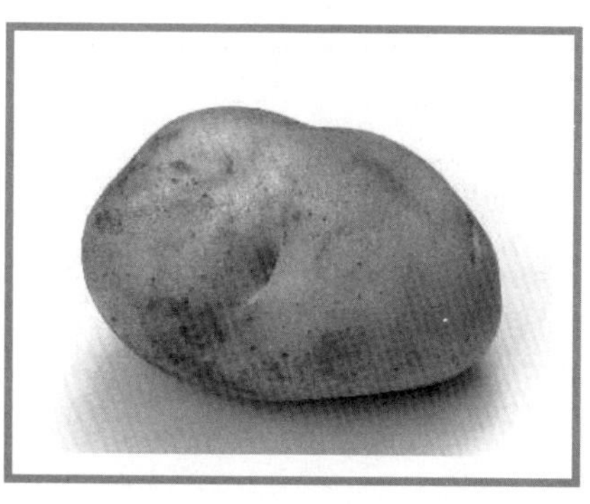

蔔、黃瓜、蘋果各一五〇克、蜂蜜適量一起榨汁飲用。

●坐骨神經痛、糖尿病、胃酸過多、痛風：馬鈴薯、胡蘿蔔、蘋果各一五〇克、芹菜一百克、蜂蜜適量榨汁飲用。

●精神疲勞、乏力：馬鈴薯三百克，牛肉二百克，切成塊，加水調以薑和料酒，先以文火燜煨，再以旺火燒酥後服用，可經常服用。

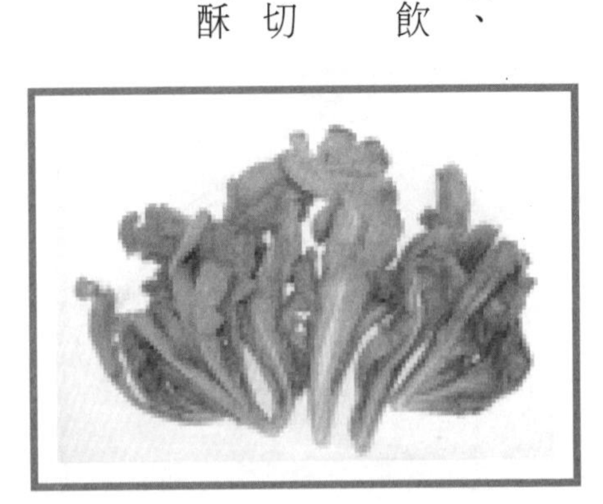

35. 茼　蒿

為菊科植物茼蒿的嫩莖葉。別名蒿菜、菊花菜、蓬蒿、蒿子杆。是火鍋的常用材料。

成分相當豐富，尤其含有多種氨基酸，是茼蒿味道鮮美的主要成分。胡蘿蔔素的含量也相當多，為茄子、黃瓜的十五～三十倍。此外，也含鐵、鈣、磷等礦物質及揮發油的精油和膽鹼等物質，具開胃健脾、降壓補腦之效。

性平，味辛甘，無毒，具和脾胃、利二便、安心氣、消痰飲之效。常吃茼蒿，可治咳嗽多痰、記憶力減退、習慣性便秘和脾胃不和。

由於茼蒿中的精油遇熱極易揮發，從而減弱健胃作用，所以，烹調時應注意方法。入湯或涼拌有利於胃腸功能不好的患者；與肉、蛋等共炒，可以提高維他命A的效率。而茼蒿多食令人氣滿，泄瀉的人要忌食。

〔茼蒿食療〕

- 便秘：醋拌茼蒿食用有效。燙熟的茼蒿加蔥絲、調味油、鹽、醋一起涼拌。
- 減肥：茼蒿涼拌豆乾。燙熟的茼蒿和切絲的豆乾加入調味料涼拌。
- 痰熱咳嗽：茼蒿一五〇公克，水煎去其渣，加入冰糖適量熔化後，分二次飲用，連飲數天。

36. 高麗菜

又名甘藍、卷心菜、包心菜、洋白菜。性平，味甘，具補腎壯腰、健腦、補脾健胃之效。可治小兒先天不足、耳聾健忘、發育遲緩、軟弱無力、消化不良、食慾不振、久病虛弱等。

含有豐富的維他命U和維他命B_1、B_2、C、P、E、胡蘿蔔素，以及多種氨基酸和鈣、磷、鐵、鈉、鉀、錳、鈷、銅、鋅、鉬、硫等礦物質。營養成分高於白菜。

維他命C的含量為番茄、黃瓜的數倍，炒熟後維他命C反而增加。成分中的鉬，能夠抑制硝酸胺的合成，具抗癌作用。同時也含抗癌物質吲哚類化合物。

高麗菜中所含的多量膳食纖維和果膠，可促進腸壁的蠕動，幫助消化，預防便秘，阻止腸內吸收膽固醇和膽汁酸，可預防動脈硬化、膽結石和肥胖。此外，喝生菜汁對於胃潰瘍和十二指腸潰瘍尤具療效。含糖量低，適合糖尿病或肥胖者食用。

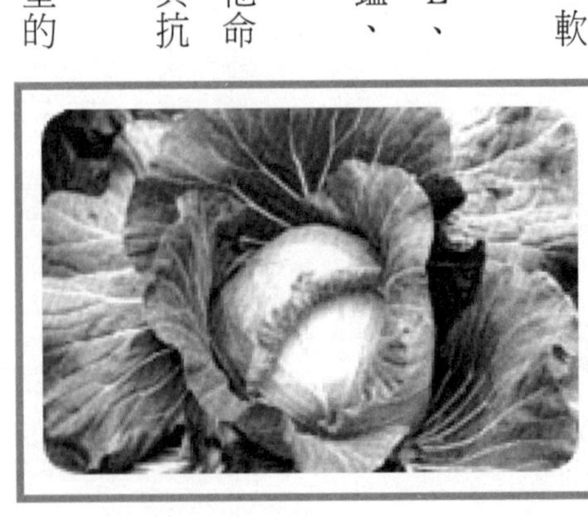

為製作泡菜的好材料。以白菜為主菜，再加上黃瓜、芹菜、胡蘿蔔、辣椒，用大蒜、醋、糖、鹽等調味。可放在玻璃罐內密封保存，隨時取用。

高麗菜比白菜含的膳食纖維多而粗糙質硬，嬰兒及消化功能差的人不宜食用。

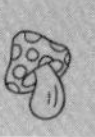

對於腹腔及胸外科的手術後，胃潰瘍出血特別嚴重時，腹瀉及肝病患者均不宜食用。

〔**高麗菜食療**〕

- 胃潰瘍：高麗菜搗爛榨成汁二百毫升，飯前加溫飲用。一天二次連續飲用十天，能止痛並促進潰瘍癒合。
- 胃腸虛弱：高麗菜、胡蘿蔔、檸檬、香蕉、橘子一起榨汁飲用。對胃潰瘍、胃虛、食慾不振、礦物質缺乏的人都有好的作用。
- 幼兒先天不足、病後體弱：高麗菜燒湯，或配以調味品常食用。

37. 瓠　瓜

為葫蘆科爬藤草本植物葫蘆的果實。別名葫蘆、壺蘆、匏瓜。只有在嫩的時候可食，老了就變成瓢。炒煮、作湯皆宜，也可以當成餃子的餡料。

夏天的嫩瓠瓜和嫩絲瓜一起作湯，味道鮮美，可治痱子和瘡癤。和香菜一起炒食，具有獨特的風味。

瓠瓜性淡平，味甘，具利水、通痲之效，可治水腫、黃疸、腹脹、淋病，亦可潤肺。

成分有多種醣類、蛋白質、脂肪、胡蘿蔔素、維他命B、C等。味道清香。

有些報導指出，瓠瓜中的葫蘆素B有毒，不宜過食。脾胃虛寒者也不宜多食。

〔瓠瓜食療〕

- 高血壓、煩熱口渴、尿路結石、肝炎黃疸：鮮瓠瓜五百克和蜂蜜適量榨汁飲用。
- 消腫、抗癌：鍋中熱油，放入瓠瓜、蝦米、香菜拌炒，加入調味料即可。
- 利尿消腫、清熱解渴：瓠瓜炒素火腿，加入調味料。

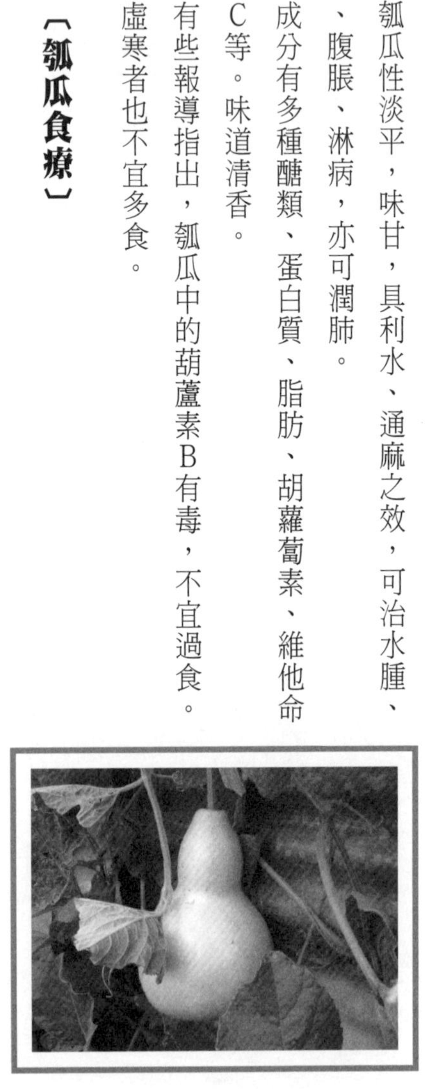

38. 莧　菜

為一年生草本莧科植物的莖葉，又叫青香莧。依其顏色的不同，分為紅莧、綠莧、紅綠莧三種。

其成分包括蛋白質、脂肪、鐵、磷、鈣、鈉、鎂、鉀、氯等，以及維他命A、B_2、C、胡蘿蔔素、菸酸。營養價值高。另外，也含對人體發育成長十分重要的賴氨酸。

現代研究證明，莧菜中的鈣、鐵含量是蔬菜中最多的，且莧菜適宜貧血、骨折病人食用，尤其對幼兒成長發育有幫助。

紅莧菜被視為補血的好蔬菜，有「長壽菜」之稱。

性涼，味甘，可治赤白痢疾、大小便不暢。但脾弱、輕瀉者不宜食用。

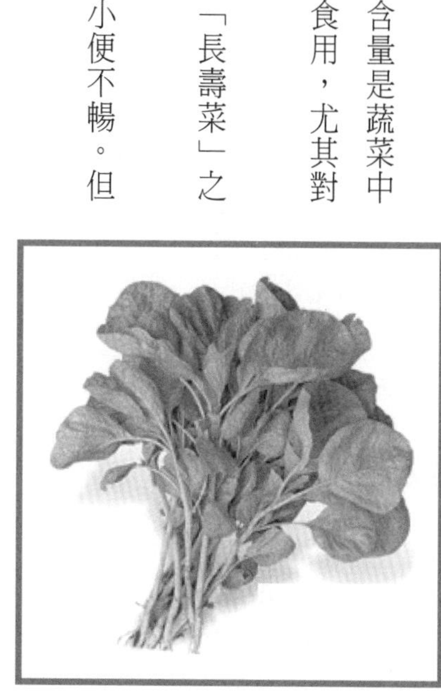

〔莧菜食療〕

•咽喉痛、扁桃腺炎：鮮莧菜搗汁或用水煎服。
•產後腹痛：莧菜五十克炒黃後研末，用水沖服。
•清熱解毒明目：油炒莧菜，加入蒜瓣炒到菜熟出湯汁，加入調味料即可。
•子宮癌：紫莧菜二百克，用四碗水煎至一碗，溫服，經常服飲。
•肺熱咳嗽、黃疸、大小便不暢、丹毒：莧菜加水煮湯，用鹽、醬油、醋、味精等調味。
•痔瘡：莧菜洗淨切碎，放入鍋內，加水煮滾，二十分鐘後拿掉莧菜，放入米熬粥食用。

39. 荸　薺

荸薺為莎草科植物荸薺的球莖。別名馬蹄、勃臍、烏芋、水芋、芍、地栗、黑山棱、馬薯、紅慈菇等。生吃熟食皆可。

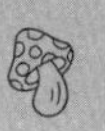

性寒，味甘，除了食用外，也可供藥用。具有清熱化痰、消腫開胃、明目、醒酒解毒、止渴益氣之效。可當作清涼生津劑使用。對於溫病口渴、咽乾喉痛、消化不良、便秘、痢疾、出血等症狀有效。

中醫師稱荸薺苗為通天草，具有利水消腫之效，可治熱病煩渴、便秘、痰熱咳嗽、高血壓、腎炎水腫、胸中煩悶等病症。

藥理研究發現，荸薺能降血壓、防治癌症，並具有抑制綠膿桿菌的作用。最好熟食，否則易感染薑片蟲病。虛寒及血虛者也要慎服。

〔荸薺食療〕

- 清熱化痰、生津止渴、疏肝解鬱、利尿、尿路結石、降血壓、口瘡、眼睛紅腫疼痛：荸薺二五〇克和有絲的海蜇皮一百克同煮。
- 濕熱性黃疸：荸薺洗淨打碎，煎湯代菜飲用。
- 糖尿病、便血、便秘：鍋中熱油，爆香蔥末，放入空心菜略炒，加入高湯，放入荸薺煮熟，最後調味即

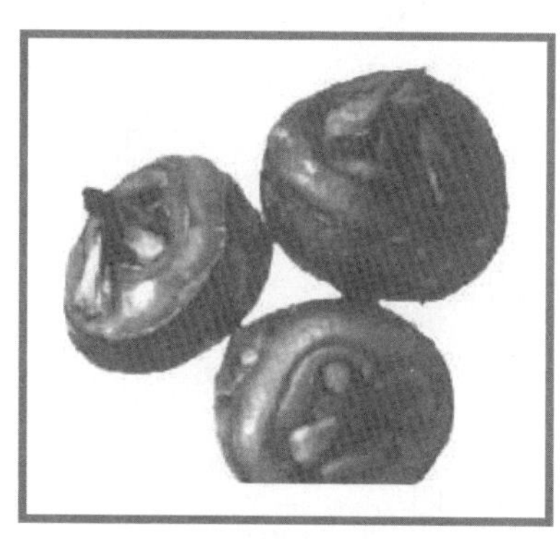

可。

• 身熱煩渴、痰熱咳嗽、津液不足：荸薺與鮮藕汁、梨汁同服。

40. 黑木耳

為擔子菌類。一般稱木耳是指黑木耳。銀耳以滋補聞名，黑木耳則以活血止血見長。質地柔軟滑潤，吃起來爽口，而且營養豐富，含大量蛋白質，可搭配各種菜餚，有「素中之肉」的美名。炒、煮、燴、燉或作湯皆宜。

成分包括各種醣類、蛋白質、脂肪、膳食纖維、胡蘿蔔素、維他命B_1、B_2、菸酸，以及鈣、鐵、磷等礦物質。

所含的蛋白質容易被人體吸收，含有人體必須的八種氨基酸，尤其賴氨酸的含量豐富。此外，也含有各種磷脂。鐵的含量較高，是防治貧血的優良食品。

黑木耳中的膠質，可吸附滯留在人體消化系統內的雜質，發揮清胃滌腸的作用。

味甘，性平，具益氣補血、涼血止血、潤肺鎮靜之效，可治產後或病後體虛、各種出血、痔瘡、腰腿酸痛等。

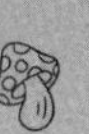

明代醫學家李時珍認為，寄生在桑樹、槐樹上的黑木耳對月經失調等婦女病有效；寄生在柳樹上的黑木耳對反胃吐痰有效；寄生在榆樹的黑木耳是保健補品。

現代醫學研究報告指出，黑木耳是天然的抗凝劑，能防治冠心病、高血壓、高血脂症、動脈硬化。常吃黑木耳，可降低血管病的發生率。黑木耳中的多糖物質具有抗癌作用，能分解腫瘤組織，提高人體免疫力。

醫師建議，每天攝取適量的黑木耳，能預防腦中風。黑木耳補血，是養顏美容的妙藥，也具減肥作用。所含的卵磷脂，能發揮抗老化、恢復青春效果。

黑木耳的膠體物質，飯後能幫助消化纖維物質，從事紡織或礦業的人應該要多吃黑木耳。

成分中含有卟啉物質，食用後經日光照射可能會引起日光性皮炎，所以不宜生食。加工變成乾燥物後，所含的卟啉物質會遭到破壞而消失。

〔黑木耳食療〕

• 有中風前兆：睡前吃一碗冰糖燉黑木耳，或吃黑木

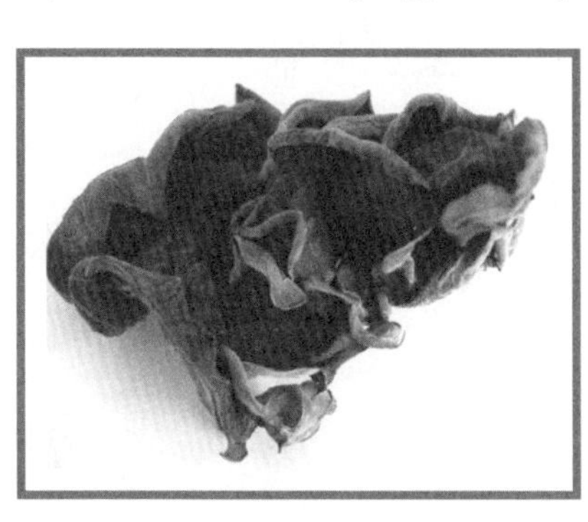

耳炒豆腐，能夠預防中風。

●病後、產後體虛：黑木耳燉紅棗是病後、產後的補養品。食用冰糖黑木耳也有效。

●老人咳喘、慢性便血、痔瘡出血、眼底出血、痰中帶血：黑木耳用溫水浸泡半天，米、大棗同煮，煮滾數分鐘後加入黑木耳、冰糖，用小火熬粥食用。

●眩暈、容易疲勞、心悸、失眠、無力：木耳用溫水泡脹，放入碗中，加入適量冰糖，放入鍋中蒸一小時。吃棗和木耳並喝湯，每天二次。

41. 黃瓜

為葫蘆科草本植物。別名胡瓜、王瓜、刺瓜等。生吃熟食皆可，當成炒菜的配料，色、香、味俱全。

黃瓜有各種涼拌菜，例如，黃瓜拌粉皮、黃瓜絲拌涼麵、黃瓜拌海蜇皮、黃瓜拌雞絲等，清香爽口。是沙拉的好材料，也可作成泡菜食用。

含有多種醣類、苷類和有機酸類，也含有豐富的維他命和礦物質，特殊氣味來

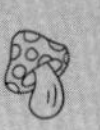

自揮發油。

除了一般成分外，也含有略帶苦味的葫蘆素，存在於黃瓜的頭部，通常吃的時候都將其切除。但是，醫學家們發現葫蘆素能提高人體免疫功能，具有抗菌、抗病毒、抗腫瘤效果。

葫蘆素分A、B、C、D四種，可用來治療慢性肝炎，對於原發性肝癌有止痛效果，可延長生存期間。尤其葫蘆素C有抗腫瘤作用，可防治食道癌。

研究報告顯示，黃瓜中所含的丙醇二酸可抑制糖類物質轉變為脂肪，具減肥效用。成分中的揮發性芳香油可刺激食慾。膳食纖維能促進腸道腐敗物質的排泄，降低膽固醇。甘露糖、糖苷、木糖醇等醣類，不參與體內糖代謝，故適合糖尿病患者食用。

另外，成分中含多種氨基酸，能維護肝臟功能，酒後吃點黃瓜，可防止酒精中毒。精氨酸是製造生殖細胞的重要原料，常吃黃瓜，能改善性功能。

黃瓜性涼，味甘，具除熱、利水、解毒之效，可治

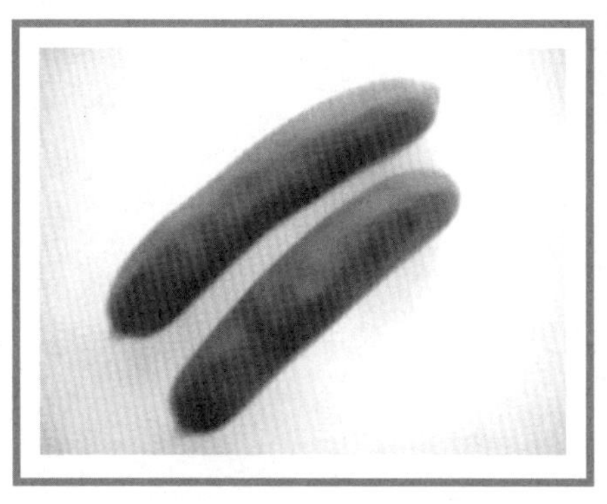

咽喉腫痛、煩渴、燙傷、火眼等。夏天吃黃瓜，能清火消炎，但脾胃虛寒者不宜多食。生食或涼拌時，務必洗淨，以防腸炎、痢疾之侵。

〔黃瓜食療〕

- 消除疲勞、防止雀斑：黃瓜一條、檸檬1/4個、蘋果1/2個一起榨汁飲用，是最佳美容、保健果汁。
- 利尿、固腎：黃瓜一條、番茄二個一起榨汁飲用。
- 高血壓、心臟病、腎臟病引起的水腫：西瓜二百克、黃瓜一條榨汁飲用。
- 感冒、腹痛、腹瀉、嘔吐：鮮黃瓜葉洗淨，加適量水煎煮一小時，去渣，加白糖調飲。
- 養顏美容：黃瓜一條、檸檬1/3個、蜂蜜適量榨汁飲用。
- 水腫、高血壓、低血壓、淋病、美容：黃瓜一五〇克、蘋果一五〇克、橘類一百克、胡蘿蔔一五〇克、蜂蜜適量一起榨汁飲用。

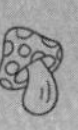

42. 絲瓜

為葫蘆科一年生爬藤草本植物絲瓜的鮮嫩果實，別名天吊瓜、布瓜、天羅等。老熟果實稱為絲瓜絡或天骷髏，可作為清潔用品。

絲瓜除了食用外，也可用來塗抹肌膚，能維護肌膚的光澤，是夏天的美容劑。質嫩清香，炒煮、作湯或涼拌皆可。加入蝦皮或火腿同炒，是十分爽口的家常菜。將絲瓜用水汆燙後，加入香油、醋、鹽等調味料調拌，即是一道清香可口的涼拌菜。

含有豐富的營養成分，除了一般營養成分外，也含木聚糖、瓜氨酸、皂素、絲瓜苦味質、多量黏液和木膠等。

絲瓜有利尿、解熱作用，可治療浮腫。含有干擾素誘導劑，能刺激人體產生干擾素，發揮抗病毒與抗癌作用。絲瓜含有老後形成絲瓜絡的成分，能通經絡，利血脈，可治療筋骨酸痛。成分中的皂素，能化痰止咳。

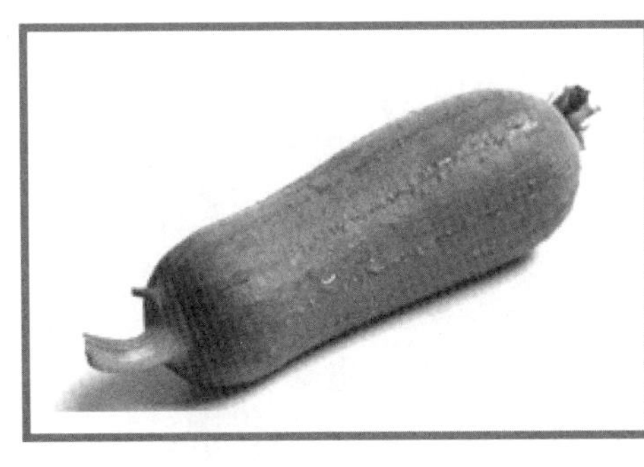

日本醫學家認為，絲瓜汁液中所含的多種營養成分，具清熱、解毒、消炎、利水、袪瘀、通絡、活血之效，有調膚、疏經通絡、防曬、養顏作用。

中醫師認為，絲瓜性涼，味甘，無毒，能化痰、解毒、涼血、清熱，可治痰喘咳嗽、痔瘡、血崩、疔瘡、乳汁不通、臃腫、熱病煩渴。

絲瓜寒涼清熱，多食易泄瀉損傷，慢性胃炎、慢性肝炎、胃下垂、直腸脫垂、消化不良、慢性腸炎、腹瀉及久病體虛者，不宜久食或過食。

〔絲瓜食療〕

- 疝氣痛、胸脹：絲瓜每次三五～一四〇克煎服。
- 預防小兒佝僂病：絲瓜與魚肉、奶油、豬肝、蝦皮等含有維他命D的食物同吃，能促進身體對鈣的吸收。
- 咽喉腫痛：內服生絲瓜汁。
- 暑熱煩渴、痔瘻：絲瓜二五〇克切塊，豬瘦肉二百克切片，加水適量炖湯，吃絲瓜、豬肉、喝湯。
- 產後乳汁不足：稍老的絲瓜和去鰓與內臟的鏈魚同煮，加入少量的調味料即

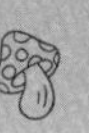

可。鰱魚補脾胃、生氣血，絲瓜絡通乳，兩者併食，具有生乳通乳之效。

43. 番　茄

是從原始品種櫻桃番茄培育而來。別名西紅柿、番柿、洋柿子。有紅、粉紅、大紅、橘黃等顏色，大小不一。色澤美觀，肉厚多汁，酸甜可口，是蔬菜中的水果，深受歡迎。

家喻戶曉的番茄炒蛋，不但色、香、味俱全，而且營養豐富，是老少咸宜的一道料理。

含有醣類、蛋白質、脂肪、各種維他命和礦物質，以及游離氨基酸、有機酸、果膠、茄紅素、番茄鹼等。游離氨基酸主要包括谷氨酸、谷胱甘肽、γ－氨基丁酸和天冬氨酸等。近年來，研究報告指出，谷胱甘肽有抗癌作用。

番茄中的維他命C不易遭到破壞，人體的利用率極

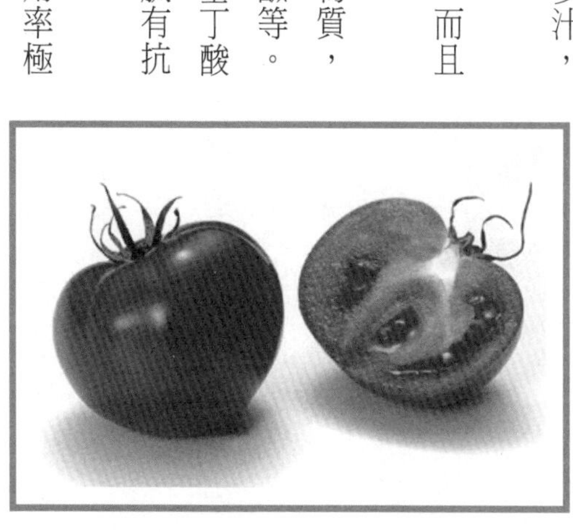

高。常吃番茄，能防治壞血病、感冒及促進傷口癒合。同時，能防治高血壓，保護皮膚健康，治療癩皮病。也能維持胃液的正常分泌，促進紅血球的生成。

含有蘋果酸和檸檬酸，能幫助胃液對脂肪進行消化，也具利尿作用。

現代營養學家認為，番茄有各種醫療保健作用，可治胃酸過多、食慾不振、高血壓、肥胖症、夜盲症、牙齦出血。在夏季可以消暑解渴，補充體內維他命C。番茄可說是維他命A和C的最佳來源。

番茄中含有大量膠質、果質、肺膠酚和可溶性收斂劑等化學物質，易與胃酸起化學作用，生成不易溶解的硬塊充塞胃腔，使胃內壓力升高，而引起胃擴張、胃脹痛等，所以，正常人要避免空腹食用。輕瀉、腹痛者不宜過食。

【番茄食療】

• 消除疲勞、防止夏天懶散：番茄一個、鳳梨一五〇克、青椒一個、高麗菜五十克榨汁飲用。含有能消除疲勞的檸檬酸和維他命B_1、B_2、C，美味可口。

• 便秘、消除疲勞：番茄一個、香蕉一條、蘋果1/2個、檸檬1/6個、高麗菜一百克一起榨汁飲用。含豐富的檸檬酸，具整腸作用，也能消除疲勞。

● 利尿：小黃瓜一條、番茄二個一起榨汁飲用。對浮腫、腎臟病都有效。

● 脾胃不健、消化不良：番茄二五〇克，生薑五克，雞蛋二個，稍瘦肉絲七五克，旺火煎炒，調以適量佐料。

● 蕁麻疹：萵苣五十克、番茄1/2個、芹菜三十克、香瓜一個榨汁飲用。含豐富的維他命與酵素，能改善過敏體質。

44. 菠　菜

為藜科的耐寒草本植物。別名菠棱菜、波斯菜、鸚鵡菜、赤根菜等，是綠葉蔬菜中的佼佼者，有「蔬菜之王」的美譽。

傳說乾隆皇帝下江南時，在農家吃了一道菠菜豆腐料理，覺得十分美味，於是問此道菜之名稱，農婦回答：「這是金鑲白玉版，紅嘴綠鸚哥。」乾隆在高興之餘封農婦為皇姑，從此以後，菠菜又多了一個「皇姑菜」之名。

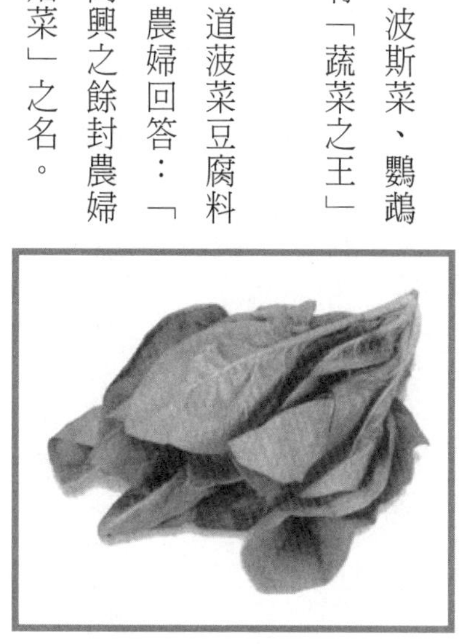

成分包括醣類、蛋白質、脂肪、膳食纖維、灰分、磷、鐵、鈣、胡蘿蔔素、維他命B_2、C、菸酸、草酸、芸香苷、氟，以及多量的α－生育酚和6－羥甲基喋啶二酮。

葉中含葉酸、氨基酸、葉黃素、β－胡蘿蔔素、膽甾醇、菠菜甾醇、麻葉素、萬壽菊素與鋅。根含菠菜皂素。

性涼，味甘，無毒。具有養血、止血、潤燥之效，可治流鼻血、便血、壞血病等。古代藥書記載其能利腸胃，對大小便不暢、痔瘻有效。菠菜能刺激胰腺分泌，對糖尿病有所幫助。同時幫助消化，並具養肝明目之效。

含有大量的膳食纖維，可以改善習慣性便秘和痔瘡。菠菜中的葉綠素能清潔血液，而鐵質則是紅血球的重要成分。草酸含量高，因而吃起來有澀味。菠菜中所含的酵素，對胃和胰腺的分泌功能有好的作用。

熱量低，是鎂、鉀、鈣、鐵、維他命A、C的最佳來源。為了減少養分流失，最好用大火快炒。大量食用菠菜，可以提供每天足夠量的蛋白質。但因性涼滑利，所以每餐不宜多食，否則容易導致腹瀉，體質虛弱或輕瀉者更是不可多吃。

菠菜中含有大量的草酸鹽，會干擾人體對鈣和鐵的吸收，如果和杏仁、可可、

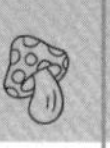

堅果類、茶等共食，則尿道中易形成草酸鹽的結石，所以，腎結石者不宜吃。

美國的臨床實驗顯示，大量食用菠菜，會使人體排泄較多的鈣和鋅，所以不宜過食。兒童過量攝取，易罹患腎結石或膀胱結石，要小心。

〔菠菜食療〕

- 夜盲症：食用菠菜炒豬肝有效。
- 高血壓和便秘：食用涼拌菠菜有效。
- 幫助消化：菠菜煮粥，特別適用於老年人和幼兒，既能養血潤燥，又能幫助消化。
- 潤腸通便：菠菜豬肝湯有效。也能滋陰補血，適用於缺鐵性貧血患者。
- 利濕清熱、防癌抗癌：菠菜拌黃豆芽有效。
- 養顏美容：菠菜、芹菜、胡蘿蔔、蘋果、牛奶一起榨汁飲用。能補充鈣，同時能安神，具美容效果。
- 貧血、胃腸失調：菠菜洗淨，取一百克放入碗中，加水二百毫升，隔水煮十分鐘，早晚分食。

蔥的有效成分及其作用

大蒜辣素	殺菌、促進血液循環及呼吸功能
氣味物質	健胃、整腸、驅蟲
氨 基 酸	促進傷口癒合
維 他 命	抗潰瘍、抗癌、解毒
礦 物 質	維持人體正常功能

45. 蔥

為百合科植物蔥的葉或鱗莖。有大蔥、小蔥、冬蔥之分。小蔥又稱青蔥、香蔥、四季蔥。冬蔥又稱火蔥。鱗莖作為藥用，稱為蔥白。

傳說蔥是神農嘗百草時尋找出來的一種良藥。蔥可製作蔥油餅，也可當成餡料。炒菜以大蔥為佳，例如，豬肝炒蔥或蔥爆羊肉等。

很多食物會利用蔥來調味，目的是去腥解毒。蔥加生薑、辣椒、香菜、糖、醋、鹽，可調製成美味的作料。

蔥性溫，味辛，具祛風發汗、解毒消腫之效。主治感冒風寒、頭痛鼻塞、身熱無汗、顏面浮腫、跌打損傷、中風、瘡癰腫痛等。

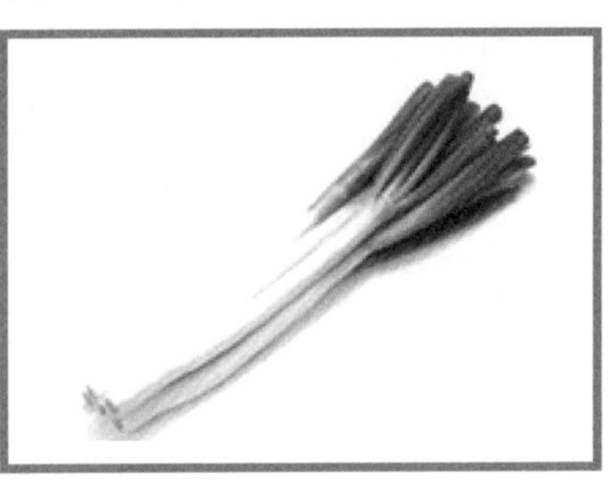

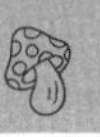

成分包括各種醣類、半纖維素、α－纖維素、木質素等。鱗莖中含揮發油，主要成分是蒜素、二烯丙基硫醚。一般成分則有維他命A、B_1、B_2、C、菸酸、脂肪油、黏液質等。

蔥中含有大量的維他命B_1，能促進細胞間質的形成，增加皮膚細胞的修復力。現代醫學研究指出，蔥有強大的殺菌作用，能預防傳染病。多吃小蔥，能誘導血球產生干擾素，提高人體免疫力。蔥有興奮作用，能治療流行性感冒、頭痛、鼻塞等。

從蔥中萃取出來的蔥素，能治療心血管的硬化症。法國醫師證實，蔥具有增強纖維蛋白溶解活性和降低血脂的作用，能夠降低膽固醇。此外，能促進胃液分泌，幫助消化，促進血液循環。

蔥雖然好處多多，但是過食會引起頭昏、視力不清，體虛多汗者不宜食用。

〔蔥食療〕

- 動脈硬化、腦血栓：蔥、蒜、黑木耳作菜吃，可延緩血栓的形成。
- 腹脹、發熱無汗：蔥白切段，與香菜一起水煮，加入適量的調味料即可食用。

●流鼻水、咳嗽：梨切成小塊，與蔥白、生薑一起煎湯。雞蛋打入碗內攪勻，將煮滾的薑蔥梨湯沖入蛋碗內，趁熱服用。

●感冒、噁心、嘔吐：生薑十克、米一百克、蔥五克一起熬粥食用。

●頭痛發熱：連鬚蔥白二十根，米一兩，米先熬粥，熟後加入切細的蔥白，再煮數分鐘，入醋少許，趁熱服食。

●胃痛、胃酸過多：大蔥頭四個，紅糖四兩，蔥頭搗爛如泥，加紅糖拌勻，置盤內蒸熟食用。每次九克，每天三次。

46. 萵苣

又名生菜，萵筍。通常食用去除外皮的嫩莖和葉。多半生食，故名生菜。古希臘和羅馬人都很重視萵苣。希臘名醫希波克拉提斯十分肯定萵苣的醫療價值。凱薩大帝認為他的病是萵苣治好的，所以，給萵苣豎立一個祭壇和雕像。

中醫師認為，萵苣氣味苦冷，性微寒，有利五臟、通經脈、開胸膈、利氣、堅筋骨、去口氣、通乳汁、明目、利尿和解毒等功能。

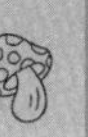

含有豐富的醣類、維他命C、鈣、鐵、磷、鎂、乳酸、蘋果酸、萵苣素、琥珀酸等成分。尤其含豐富的鐵、鈣，故能通血脈、補筋骨。幼兒常吃，有助於換牙、長牙。

汁液略帶苦味，但味道清新，可增加胃液、膽汁和消化酶的分泌。同時，能夠刺激胃腸平滑肌的蠕動，可以增進食慾，幫助消化，改善便秘。

萵苣中含有大量的鉀，其鉀離子為鈉鹽的二七倍，有助於體內的水鹽平衡，能維持心臟功能、促進排尿、調節神經傳導。

常吃萵苣，能夠改善高血壓、冠心病、心律不整、失眠等症狀。含水量高，熱量低，適合減肥者食用。同時，含糖量低，但菸酸含量較高，菸酸為胰島素的激活劑，所以十分適合糖尿病患者食用。

萵苣的蛋白質、醣類、維他命、胡蘿蔔素等營養素含量比萵苣莖部高，其葉中還含有多量的菊糖類物質，它有鎮靜和安眠的功效。因此，食用萵苣時最好不要將葉子丟棄。

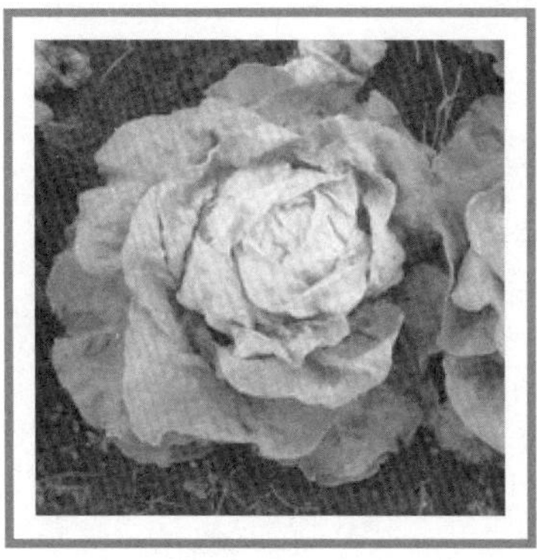

萵苣苦寒，虛寒、脾虛者不宜多吃。有眼疾者也不宜，因為在臨床上發現過食萵苣而引起夜盲症的病例。

〔萵苣食療〕

●高血壓、糖尿病：萵苣一五〇克、高麗菜一〇〇克、蘋果1/2個，一起榨汁飲用。也適用於肥胖者和腸胃虛弱者。

●神經遲鈍：萵苣一五〇克、胡蘿蔔一條、蘋果半個一起榨汁飲用。萵苣中含豐富的鎂，能活化神經細胞。

●強化頭髮：萵苣一五〇克、胡蘿蔔一條、蘋果一個、檸檬1/6個，一起榨汁飲用。能滋潤頭髮，防止髮質受損。

●產後缺乳：萵苣二五〇克，去皮、葉，切細絲，用鹽醃十五分鐘；海蜇皮二百克，泡洗切絲，加調味料涼拌，佐餐食用，連食數天。

●小便不利、血尿：萵苣二五〇克，去皮洗淨，切絲，以食鹽、酒調拌。

47. 韮　菜

為百合科植物韮的葉子和莖。別名長生韮、壯陽草、懶人菜等。若使韮菜與光線隔絕，完全在黑暗中生長，則因為無法生成葉綠素，所以長成的韮菜變黃，稱為韮黃，也是韮菜中的上品。

質量好的韮菜葉呈深綠色，肥厚莖粗。作湯、炒、煮、蒸、涼拌皆宜，是包水餃和作餡餅的好材料，清香異常，能增進食慾。

韮菜含有醣類、脂肪、蛋白質、胡蘿蔔素、維他命B、C、膳食纖維、鈣、磷、鉀、鐵等成分，也含有苷類、揮發精油、苦味質和硫化物等特殊成分，營養價值相當高。

味甘、辛，性溫，能補腎助陽、溫中開胃、散瘀、降逆氣，可治陽痿遺精、遺尿、腰膝酸軟、腹痛、反胃、腎陽虛衰。對於男女性功能衰退、性器官萎縮乾燥陰冷有溫壯滋潤之效，故韮菜有起陽草、壯陽草之稱。

研究報告指出，韮菜能防治動脈硬化、白內障、營養不良、肺心病、頻尿、反胃、吐血、尿血、痢疾、習慣性流產、腎虛、陽痿及某些皮膚病。

韮菜是中老年人、青年人、小孩的營養食品。孕婦食用，既能補充營養，又能安胎。

歐洲營養學家指出，韮菜是鐵和鉀的最佳來源，也是維他命C的寶庫，長期以來被當成營養食品。能夠刺激食慾，也能抑制致病菌和有害生物的生長，同時能刺激排尿，去除體內多餘的水分。

韮菜含有豐富的膳食纖維，且較堅韌，過食不易被胃腸消化，而且屬辛溫助熱之品，多食易上火。脾胃虛弱、消化不良、目赤咽痛與口舌生瘡者不宜食用。

〔韮菜食療〕

- 胸痺急痛：生韮菜搗汁服用。
- 反胃打嗝：韮菜汁二杯，倒入薑汁、牛奶各一杯溫服。
- 腸炎、痢疾：吃韮菜粥。

• 腰膝冷痛、陽虛腎冷：韮菜四百克、核桃肉一百克用麻油炒熟，每天食用，連續吃一個月。吃韮菜粥也有效。

• 中耳炎、跌打損傷、中暑昏迷：韮菜榨取液汁，滴耳中或敷傷處，滴鼻孔中可治中暑昏迷。

48. 銀　耳

為擔子胞菌類膠菌科寄生類之一，又名白木耳。白色，狀似人耳，故名白木耳。是一種食用蕈類，亦即是菌類，為名貴的滋養補品。

可作成甜食，例如冰糖銀耳。也可作成鹹味佳餚，例如銀耳燉雞等。和肉片、黑木耳共炒，風味獨特。一般的家庭料理還有銀耳粥、銀耳湯、銀耳羹等。

銀耳的特色是，非但不會沖淡其他配料的味道，反而能提升原料的味道。例如銀耳雞湯，仍然保持雞湯的

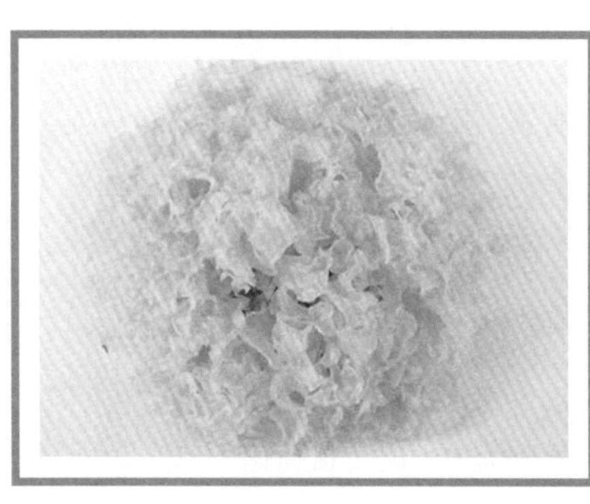

鮮味，料理內容看起來更加豐富。

成分包括醣類、蛋白質、維他命B_1、B_2、胡蘿蔔素和礦物質等。蛋白質中含有多種氨基酸。另外，也含包括輔酶Q_{10}在內的多種酵素。

性涼，味甘淡，無毒。具滋補健腦、補腎、養胃、潤肺、潤腸、生津之效，可治虛熱口渴、痰中帶血、虛勞咳嗽，對於便血、月經失調、喉嚨乾咳、肺熱咳嗽有功效。同時，可以改善老年性慢性支氣管炎及肺源性心臟病。

利用銀耳製成的藥劑，可促進B細胞與T細胞增加，提高淋巴細胞轉化率，抵抗各種疾病。

銀耳的多糖能刺激骨髓的造血功能，提高免疫力，抑制腫瘤生長，有抗癌作用。

實驗報告顯示，銀耳中的多糖可以改善肝、腎功能，降低血膽固醇和三酸甘油酯，使身體變得強壯。

常吃銀耳食品，能夠改善高血壓、眼底出血、婦女崩漏和便秘等症，但遇風寒咳嗽、濕熱生痰咳嗽則不宜食用。

〔銀耳食療〕

- 病後復原、陰虛體弱、便秘：食用冰糖銀耳，可促進身體康復，又能潤腸，改善便秘。
- 潤膚美顏：銀耳、黑木耳汆燙之後立即放入冷開水中，瀝乾後盛盤。另用一碗，放入調味料用冷開水調勻，澆淋在盤上即可。
- 口乾、咽乾、便秘、咳嗽、咯血：銀耳泡水一小時，去蒂後放入鍋內，加水用大火煮滾，再用小火煮爛銀耳，加入冰糖，將打好的蛋倒入鍋內煮滾即可。
- 清熱、潤肺、止咳、止血：燕窩和銀耳用溫水浸泡半天後，放入鍋內加水共煮，加入冰糖，用小火煮到燕窩、銀耳熟爛。腹部冷痛、腹瀉、腹脹、風寒咳嗽者忌食。

49. 綠豆芽

別名豆芽菜、銀針菜。近年來流行食用芽菜，其中以綠豆芽最為經濟實惠。綠豆在發芽的過程中，會增加很多維他命B2、B6、C、胡蘿蔔素、葉酸等，而且部分蛋白質會分解成容易被人體吸收的游離氨基酸，同時釋放出更多的磷、鋅等礦物質。

綠豆芽富含膳食纖維，是便秘患者的理想蔬菜。能預防消化道癌症，例如，食道癌、胃癌、直腸癌。同時，能清除血管壁中膽固醇和脂肪的堆積，預防心血管疾病。

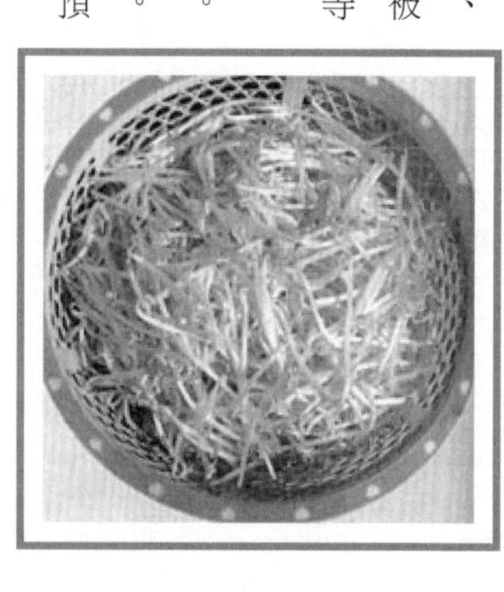

中醫師認為，常吃綠豆芽，能清熱解毒，利尿除濕，解酒毒、熱毒，得到清腸胃、解毒、潔牙效果。血壓或血脂偏高或經常喝酒的人，要多吃綠豆芽。

綠豆芽含多種維他命，對於維他命B2不足引起的舌瘡口炎，以及缺乏維他命C引起的疾病都有輔助療效。美國學者建議肥胖者要常吃綠豆芽。

性涼，味甘，能清暑熱、通經脈、解諸毒，也能調五臟、美肌膚、利濕熱。能治食慾不振、容易疲倦、便秘、小便不利、目赤腫痛、口鼻生瘡等。但屬寒性、烹調時最好配點薑絲，下鍋後要快炒，加些醋，如此才能保持水分與維他命C。纖維較粗，不易消化，脾胃虛寒者不宜久食。

【綠豆芽食療】

- 解酒毒：綠豆芽汆燙，加醬油、醋涼拌食用。
- 防治暑熱煩渴：綠豆芽、冬瓜皮加醋煮湯飲用。
- 預防老年與幼兒便秘：綠豆芽與韮菜同炒。
- 尿路感染、頻尿：綠豆芽搗爛榨汁，加入適量白糖，代茶飲用。
- 熱毒壅盛、大小便不利：綠豆芽二百克，清水洗淨，摘去其鬚，沸水汆燙後，涼拌食用。

50. 綠花椰菜

為十字花科的蔬菜，富含葉酸、β－胡蘿蔔素、維他命C、礦物質、膳食纖維，最近在世界各國廣受

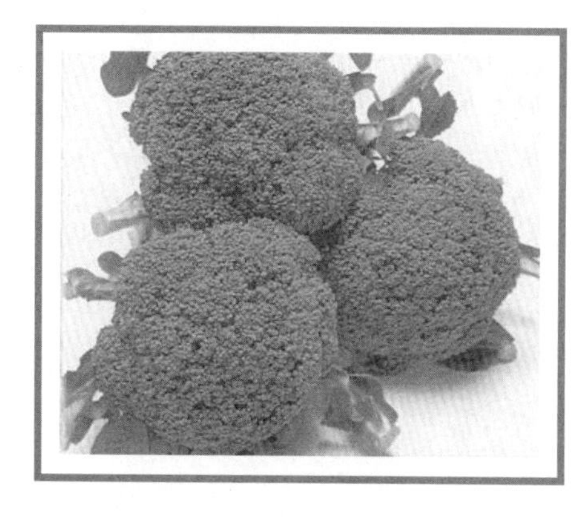

歡迎。

美國猶他大學醫學院發現，綠花椰菜中含有大量的葉黃素，能保護視力。而且含豐富的蘿蔔硫素，能讓人體的細胞製造酵素，增強對抗癌症和抵抗力。

美國科學家經由實驗發現，綠花椰菜具有保護關節的作用。日本的研究團隊也證實，綠花椰菜的新芽能除去幽門螺旋桿菌，抑制胃炎，預防胃癌。也能防止乳癌的發生，並預防心血管疾病。

動物實驗證明，綠花椰菜中含多種抗癌物質，能抑制大腸癌、乳腺癌、肝癌、肺癌、皮膚癌、膀胱癌等癌症。

花椰菜生食易引起脹氣，影響消化。研究報告指出，水煮綠花椰菜如超過三分鐘，會流失五十%的維他命C，但如果煮二分鐘，就可以保留八十%的維他命C，故不宜久煮。

〔綠花椰菜食療〕

● 養顏美容、預防胃潰瘍、改善貧血、控制血壓：綠花椰菜、胡蘿蔔一起榨汁飲用，最後加入蜂蜜和檸檬汁。

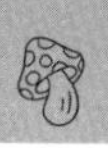

• 預防肝癌、排毒：綠花椰菜先汆燙過，再用橄欖油炒綠花椰菜、生干貝、黃椒、胡蘿蔔和木耳，最後加入調味料即可。

51. 辣　椒

辣椒別名番椒、辣茄，有「紅色藥材」的美譽。用來烹調，具有去腥與殺菌作用，除了用生辣椒炒食外，也加工製成辣椒油、辣椒粉、辣椒醬、辣椒乾等，可多加利用。

辣椒營養價值高，含有蛋白質、脂肪、維他命A、B_1、B_2、C、D，以及鈣、鐵、磷等礦物質和膳食纖維等。

性大熱，味辛辣，具溫中散寒、開胃消食、發汗祛風、促進胃液分泌、禦寒、促進局部血液循環、殺菌、止痛、消腫之效，對食慾不振、胃脹、嘔吐、寒滯腫痛、凍瘡、關節痛、神經痛、

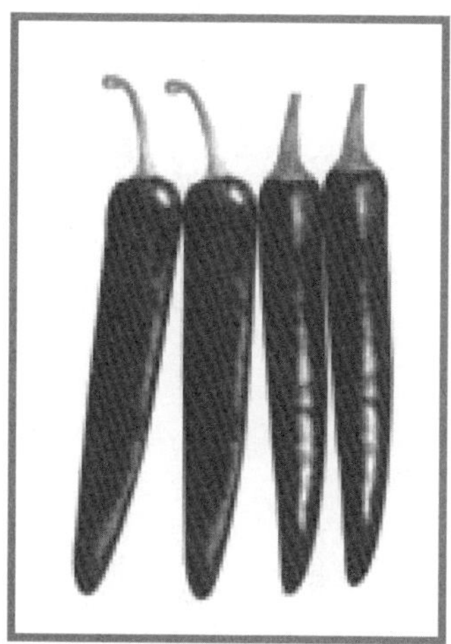

跌打損傷、狐臭、掉髮、夜盲症有效。

紅辣椒含有「辣椒素」，這是麻辣感的主要成分，自古以來就被利用來減輕疼痛。辣椒素能刺激腦部釋出的內啡肽，藉此可減輕疼痛。辣椒素也能刺激胃液的分泌，促進新陳代謝，減輕脹氣的痛苦。

目前，很多上班族都追求辣椒減肥風。在食物中加入辣椒，能促進人體新陳代謝，加速熱量的消耗，達到減重效果。

但是，其強烈的刺激會引起胃痛或肛門發燒刺痛，易誘發痔瘡，因此，有發炎性的疼痛、潰瘍、高血壓、咯血、食道炎、肺結核、咽喉炎、扁桃腺炎、痔瘡、皮膚外傷等患者不宜食用。就算正常人也不宜多食。

日本學者發現，辣椒的種子能抑制人們多吃鹽的惡習，也能促進人體內脂肪的代謝。

美國的營養學家也指出，紅辣椒所含辣椒鹼對蜡样芽胞桿菌及枯草桿菌有明顯抑制作用，被人體組織細胞有致癌作用的「自由基」的吸收，能發揮抗癌的作用，對於壞血病和風濕症有一定的防治效果。所含的辣椒素具有預防冠心病的效用。

〔辣椒食療〕

• 治風寒感冒：辣椒三個、花椒十粒、生薑一片和適量的鹽加水煎服。
• 食慾不振、神疲力乏：辣椒二百克，牛肉一百克，先將牛肉煮開，撈出瀝乾切薄片，與切碎的辣椒一起，用滾油炒熱，隔數天吃一次，連吃十數次。
• 寒性腹痛、水瀉：辣椒粉一克，早晨用熱豆腐皮包裹吞服，連食數天。

52. 蓮　藕

為睡蓮科多年生水生草本植物蓮的肥大根莖。別名光旁、藕絲菜。自古以來，就是身價極高的蔬菜。生食熟食皆宜，亦可製成藕粉。『本草綱目』稱蓮藕為「靈根」，形容其治病的功效。

鮮嫩者用來生食。當為蔬菜可製作出許多佳餚，例如糖醋藕片、炒藕片等。也可作成甜食。藕粉容易消化，是老少咸宜的滋補食品。

含有醣類、蛋白質、天冬氨素、維他命C及多酚化合物和過氧化物酶。自古以來即用來止咳化痰，也能強身，對於容易疲勞、精力和體力不足有好的作用。

生蓮藕味甘，性寒，無毒；熟者味甘，性溫，無毒。生用時，具清熱、散瘀、涼血之效，可治熱病煩渴、吐血、流鼻血。熟用時，具開胃、健脾、益血、止瀉、生肌之效。因為甘寒多汁，故有生津止渴的作用。含有豐富的鐵，具補血之效。

蓮藕炒炭後，止血作用加強，因含有豐富的鞣酸，有收縮血管及收斂作用，尤其藕節更富含鞣酸，所以中藥中用它來止血或止瀉。

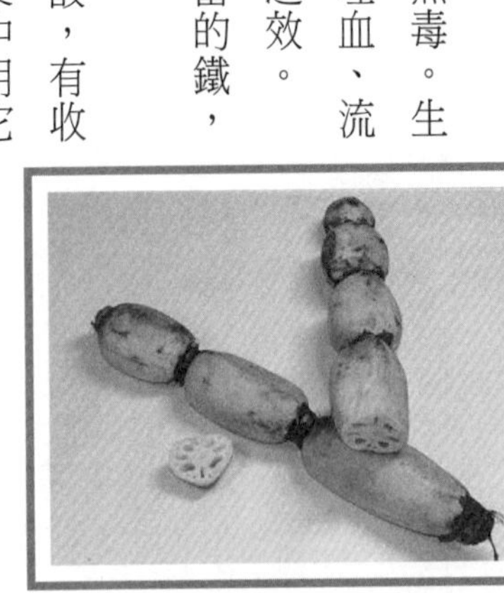

〔蓮藕食療〕

- 霍亂、嘔吐、煩渴：藕汁配薑汁飲用有效。
- 咳嗽、喉嚨痛、發燒、氣喘：蓮藕一五〇克、蘋果一個、芹菜五十克、檸檬1/6個榨汁飲用。含有豐富的葉紅素、維他命B_1、B_2、C、菸酸、鐵、鈣、檸檬酸等。

•氣喘：蓮藕一百克、蘿蔔葉八十克、橘子五十克、胡蘿蔔二百克、蘋果一五〇克、蜂蜜酌量，榨汁飲用有效。

•久瀉、乏力、失眠、心煩：藕粉二五克，白米或麥片二五克，白糖適量，煮熟後做早餐食，經常食用。

53. 豌　豆

即青豆、寒豆、雪豆、麥豆。含醣類、蛋白質、脂肪、維他命B_1、B_2、菸酸、胡蘿蔔素和維他命C，以及鈣、鐵、磷等礦物質。

嫩苗當蔬菜食用，有清熱利尿之效，研末可用來塗抹痘瘡。

味甘，性平偏涼，具健脾和胃、生津解渴、利尿之效，對於腹痛、腹瀉、產後體虛與乳汁不通、胃熱煩渴、噁心嘔吐、脾胃虛弱有好的食療效果。但是，

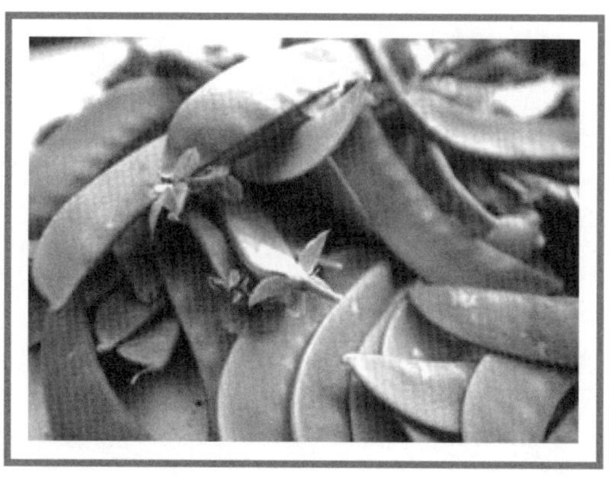

性寒難以消化，故要避免過食。

古藥書記載，豌豆能補中益氣、力尿、解瘡毒，尿少者和糖尿病患者可常食。也能增加產後哺乳量，對腳氣、臃腫有輔助療效。

〔豌豆食療〕

- 氣虛血汙、尿少：豌豆、米各六十克煮粥食用。
- 糖尿病：豌豆或豌豆苗榨汁，每次飲用半杯，一天二次。
- 消化不良、小便不通、呃逆、口乾、乳房脹痛：鍋中煮滾水，倒入二百克豌豆煮爛，再將少許麵粉加水調成糊狀倒入，邊倒邊攪拌，煮成粥，加入白糖調味即可。
- 中氣不足：豌豆五十克，搗去皮，與羊肉適量煮食。

54. 蕪菁

為十字花科植物。別名大頭菜、蔓菁、九英菘等，長相類似蘿蔔。將其鹽醃曬

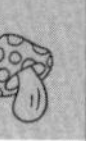

乾成鹹菜，是十分下飯的開胃小菜。煮湯也很鮮美。

味辛甘苦，性微涼，具利水解毒、下氣消食、止嗽止咳、去熱毒風腫的功效。能清除濕熱、利尿、消除脹氣，適合當作孕婦食補。具禦寒及抗氧化力。

葉子中含豐富的葉黃素和玉米黃素，具有護眼作用。營養價值和功效類似白蘿蔔，可取代白蘿蔔使用。

中國稱蕪菁為諸葛菜或疙瘩菜。據傳三國時代諸葛亮在荊州大量種植從頭到尾皆可食的蕪菁，解決嚴重的軍糧問題。

蕪菁中所含的異硫氫酸鹽，能抑制肺癌的發生，並可避免致癌物質與脫氧核糖核酸（DNA）結合，在致癌物質造成危害前即將其從細胞中加以排除。

此外，也含有吲哚，能將雌激素分解為無害物質，降低前列腺癌、卵巢癌、乳癌的發病率。

〔蕪菁食療〕

• 食慾不振、安胎：蕪菁和米加水熬粥食用，可滋

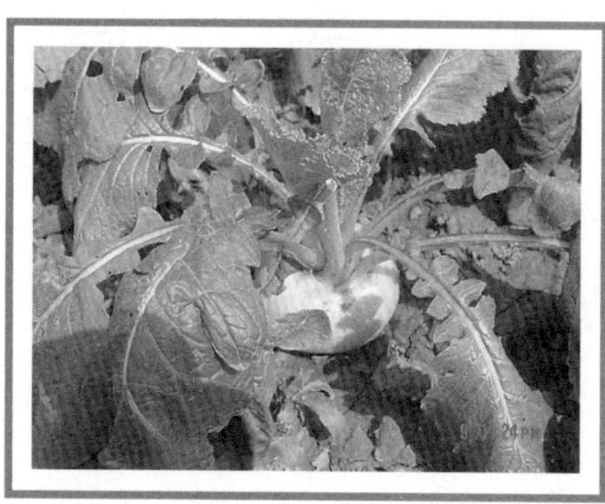

補元氣，放鬆身體。

•低血壓、貧血：蕪菁、菠菜、胡蘿蔔、檸檬汁加水榨汁飲用。也具調經和美容作用。

•胃酸過多：蕪菁、胡蘿蔔、芹菜一起榨汁飲用。

•痔瘡：蕪菁、蘋果、橘子、胡蘿蔔加適量蜂蜜一起榨汁飲用。對於牙齒虛弱也有效。

55. 紫　蘇

為唇形科一年生草本植物。有紅紫蘇與青紫蘇之分。從莖、葉子到種子都有藥效，具有很高的營養價值。

除了一般營養成分外，也含揮發油，其中的紫蘇醛是香氣的來源。紫蘇種子富含油脂，榨出的油，味道芳香，是優良的保健食用油。莖葉清香撲鼻，其汁液可用來煮粥，常吃令人體白身香。

葉性溫，味辛，常用於散風熱、降氣化痰，對於病毒或細菌引起的風熱型感冒

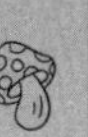

有效。也能解海鮮毒，與魚蟹一起煮，可預防中毒或過敏，緩解腹痛、嘔吐或上吐下瀉。

含有豐富的維他命A、C，對於虛寒症、容易疲勞、貧血、雀斑、皮膚粗糙等有效。葉子具有強大的防腐力，種子能促進血液循環，對感冒有效。

紫蘇具有擴張血管、刺激汗腺分泌的發汗退燒作用，故能治感冒、風寒、咳嗽等。也可治脾胃氣滯的噁心、嘔吐、孕吐。此外，也能增加消化液的分泌，促進胃腸蠕動，所以有整腸健胃、增進食慾之效。

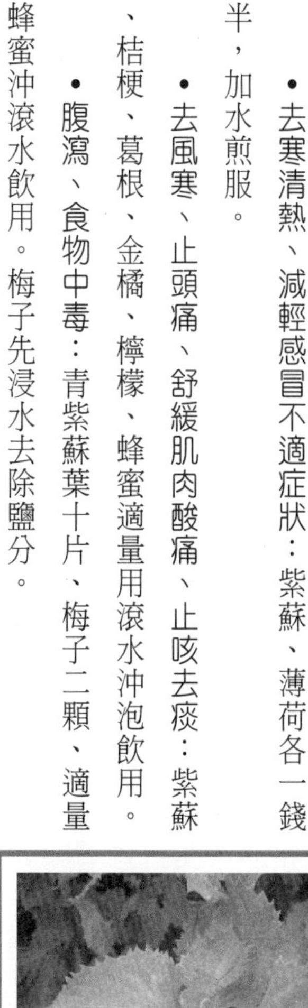

〔紫蘇食療〕

- 去寒清熱、減輕感冒不適症狀：紫蘇、薄荷各一錢半，加水煎服。
- 去風寒、止頭痛、舒緩肌肉酸痛、止咳去痰：紫蘇、桔梗、葛根、金橘、檸檬、蜂蜜適量用滾水沖泡飲用。
- 腹瀉、食物中毒：青紫蘇葉十片、梅子二顆、適量蜂蜜沖滾水飲用。梅子先浸水去除鹽分。

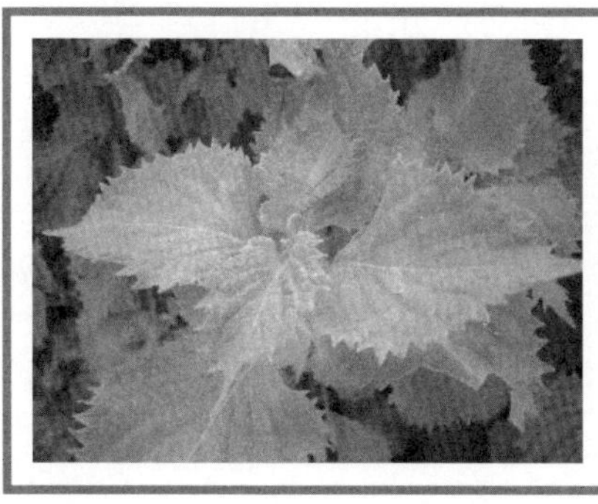

• 體質過敏、貧血、容易疲勞：青紫蘇葉、芹菜、油菜、草莓、蘋果一起榨汁，最後加入檸檬汁飲用。

56. 薑

為薑科多年生宿根草本植物，氣味芳香而辛辣，有老薑和嫩薑之分。是烹飪菜餚的調味料，可以去除魚肉的腥味，提升香氣。

除了當成烹調的材料外，也可加工製成各種食品。例如薑糖、蜜餞等，都能開胃健脾，消除口腔異味。薑的醃製品具有散寒、止痛、止血之效，對寒性吐血、便血、慢性消化不良、經痛等有效。

成分包括各種維他命和鈣、鐵、磷等礦物質，以及胡蘿蔔素、菸酸、硫胺素等。有效成分主要是揮發油、薑油酮、薑烯酮、薑辣素及多種氨基酸。

薑的有效成分及其作用

成分	作用
薑辣素	增進食慾、殺菌、促進腸胃蠕動
薑油酮、薑烯酮	止吐
揮發油	抗炎、利膽、止瀉、解熱鎮痛、抗過敏
氨基酸	增強抵抗力、促進傷口癒合
微量元素及維他命等	維持人體正常生理功能

揮發油具有利膽、止瀉、解熱鎮痛、抗炎、抗過敏作用。薑油酮、薑烯酮能止吐。薑辣素能增進食慾、促進胃腸蠕動和殺菌。氨基酸可增強抵抗力，促進傷口癒合。

薑的好處不勝枚舉，但刺激性強，故不宜過食或久食。陰虛有熱者或孕婦要慎用。

〔薑食療〕

- 感冒、嘔吐、噁心：薑十克、米一百克、蔥五克共同熬粥食用。
- 慢性胃癌：老薑十克、茶葉六克一起用水煎服。
- 腹瀉：綠茶六克、乾薑末三克，用開水燜十分鐘飲用。
- 腹痛：薑二十五克、陳皮五克加米熬粥食用。
- 糖尿病：空心菜汆燙後，和薑汁、食用油、鹽、醋及少許香油調拌食用。

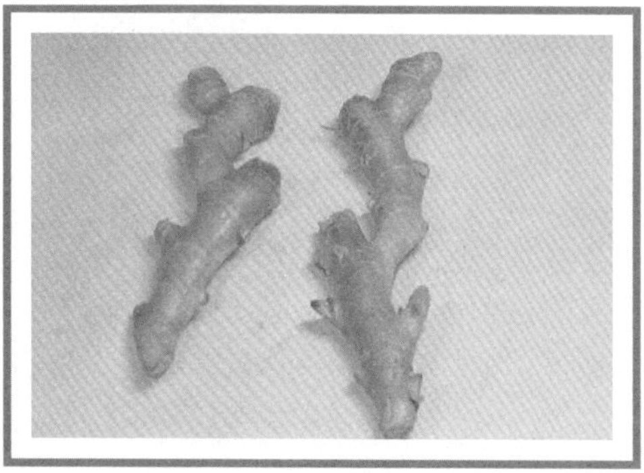

• 腳氣、腹脹、便秘、水腫：薑汁、蜂蜜和米一起熬粥，最好空腹食用。

57. 蘆筍

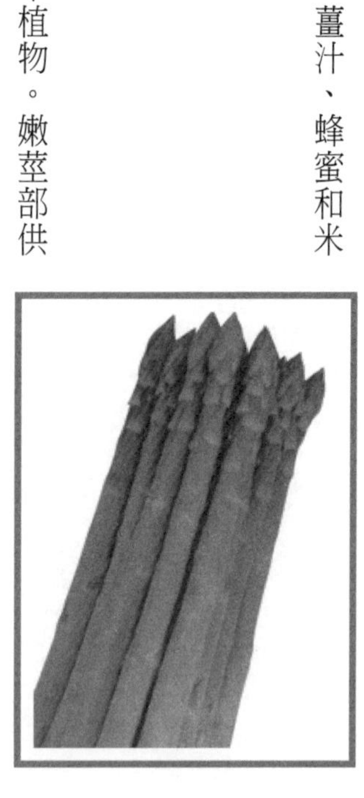

為多年生百合科天門冬屬草本植物。嫩莖部供作食用。別名長命菜、石刁柏。蘆筍可生吃、涼拌，除了當蔬菜外，也可加工製成蘆筍汁，用於飲料、糖果、釀酒、點心等多種保健食品中。

味苦、甘，性微溫，藥用價值極高。古藥書記載蘆筍可治貧血、關節腫痛、疲勞症等，也能去濕消腫，對於神經炎、肥胖、風濕痛等都有效。

含有醣類、蛋白質、脂肪、多種維他命、礦物質、膳食纖維，以及人體所需要的多種氨基酸。

尤其含有抗癌作用的硒，能有效的控制細胞正常生長，使細胞生長正常化，能強化病人對抗癌症的力量，是近年世界矚目的防癌治癌佳品。

專家指出，蘆筍對肺癌、膀胱癌、皮膚癌、淋巴肉瘤、腎結石等有效，也有利

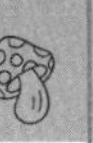

尿、降血壓、暖胃、消除疲勞、水腫、疲倦乏力等。

研究報告指出，蘆筍中所含天門冬醯胺對人體有許多特殊的生理作用和增強免疫力的功效，從而使細胞恢復正常生理狀態，因此，喝蘆筍原汁可以調節人體免疫功能。西方人把蘆筍當成強精食品，這已經由科學實驗加以證明。

〔蘆筍食療〕

- 健身解毒：雞蛋一個打入蘆筍汁中，加入些許鹽攪拌飲用。是解毒、祛病、強身的好飲料。
- 利尿、健身、減肥：蘆筍、冬瓜共炒，用高湯燉熟後，加入調味料即可。
- 淨血強身：蘆筍三十克、胡蘿蔔一五〇克、橘子一百克、蘋果二百克、蜂蜜適量一起榨汁飲用。能排除體內的毒素，消除疲勞，強化衰退的身體機能。
- 癌症：蘆筍一百克，水發海參二五〇克，調味料少許，燒熟即可食；亦可購買蘆筍精口服。蘆筍作為癌症輔助治療保健品，可改善頸部放射治療後的口乾舌燥等症狀。

58. 蘑菇

為黑傘科植物蘑菇的子實體。別名雞足蘑菇、肉蕈、蘑菇蕈。種類繁多，有的可食，有的不可食。

蘑菇食品美味可口，是家庭和筵席上的一道珍品。西方人稱蘑菇為「上帝的食品」，國際上公認它是「保健食品」、「抗癌食品」、「增智食品」，是植物蛋白質的寶庫。

炒、煮、炸、燉、作湯皆宜。味道鮮美，是來自含量豐富的蛋白質，是素菜料理中常見的材料。

成分包括各種醣類、蛋白質、脂肪、礦物質、維他命、酵素、生物素和葉酸，營養豐富，是蔬菜中的聖品。

蘑菇味甘，性平。具滋養作用，能補脾益氣、潤燥化痰，對於食慾不振、胃脹不適、脾胃虛弱、咳嗽痰多有效。

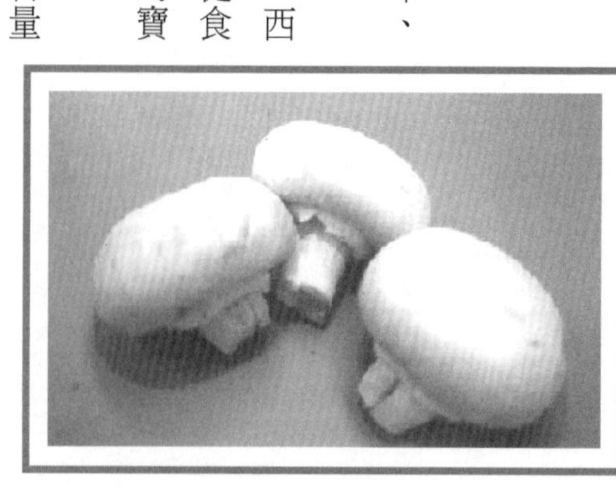

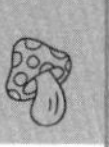

日本科學家也發現，蘑菇中的一種多糖具抗癌作用，對於皮膚癌、肺癌、乳腺癌有一定的效果。臨床上也利用蘑菇的多糖蛋白治療白血球減少症。

含胰蛋白酶等多種酵素，能分解蛋白質和消化脂肪，發揮降血糖作用。對於傳染性肝炎或慢性肝炎都有療效。

蘑菇中的膳食纖維，其含量豐富，是屬於容易消化的低熱量食物纖維，能預防便秘，促進腹內有害物質及早排出。吃蘑菇，不但能降血糖，也能降血脂，是治療老年病的良好食品。

野生蘑菇可能有毒，要慎食。喝酒又誤食毒蘑菇，會加重中毒症狀，要注意。

〔蘑菇食療〕

- 脾虛、食慾不振、身體疲倦：蘑菇燉豬瘦肉食用。
- 養顏美容、理氣化痰、脾胃虛弱、形體消瘦：蘑菇、番茄醬加入調味料共炒即可。
- 老年體虛、痰喘咳嗽、防癌：米熬成粥後，放入食用油及調味料，再放入蘑菇煮熟即可。

• 麻疹：先將鯽魚去鱗和內臟，洗淨，放入鍋中，加入適量的水煮熟，再加入蘑菇、蔥燉到湯濃，加入調味料，每天吃三次。

59. 蘿蔔

蘿蔔為十字花科蔬菜。別名萊菔、蘆菔、蘆肥、蘿白等。其葉稱為蘿蔔纓，有苦味，一般人棄而不用。但是，嫩的蘿蔔葉用滾水汆燙後可去除苦味，加入調味料後即可食用。

含有葡萄糖、果糖、蔗糖、腺嘌呤、膽鹼、多種酵素、礦物質、有機酸和氨基酸，以及維他命B_1、C、胡蘿蔔素。其中所含的芥子油是辛辣味的來源。

芥子油和蘿蔔中的酵素互相作用，能促進腸胃蠕動，增進食慾，幫助消化。

現代研究認為，蘿蔔中的2－異硫氰酸苯酯具有殺蟲作用，蘿蔔醇提取物有抗菌作用，其液汁有防止膽石形成的作用，所含的木質素能提高巨噬細胞的吞噬力，吞食癌細胞，具有防癌功能。同時，成分中的酵素能分解致癌物質亞硝胺。蘿蔔的辛辣味也能防癌，蘿蔔越辣，防癌力越好。

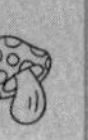

蘿蔔中的膳食纖維、芥子油能刺激腸胃蠕動，減少糞便在腸道內停留的時間，使排便順暢，促進便中的致癌物質及早排出體外。而含量豐富的維他命C，能保持人體細胞膜結構的完整，對防癌也有幫助。

生蘿蔔性味甘涼，熟者甘平，具有清熱生津、涼血止血、止咳化痰、利尿、解毒之效。熟蘿蔔能益脾和胃。

可生食，成分中的澱粉酶和維他命C都不耐熱，如果不習慣生吃，可以吃生醃蘿蔔。但是，脾胃虛寒者不宜吃生蘿蔔。

蘿蔔具抗菌作用，尤其對革蘭氏陽性細菌更具效果。另外，飲用汁液，能降低膽固醇，預防高血壓、冠心病和膽結石等。

蘿蔔有多種的吃法，生食或炒、煮、涼拌、作湯、醃漬皆宜，尤其蘿蔔乾香脆可口，能夠開胃，增進食慾。

蘿蔔能耗氣，因此，氣虛之人服用人參等參類藥物來補氣時，應忌吃。

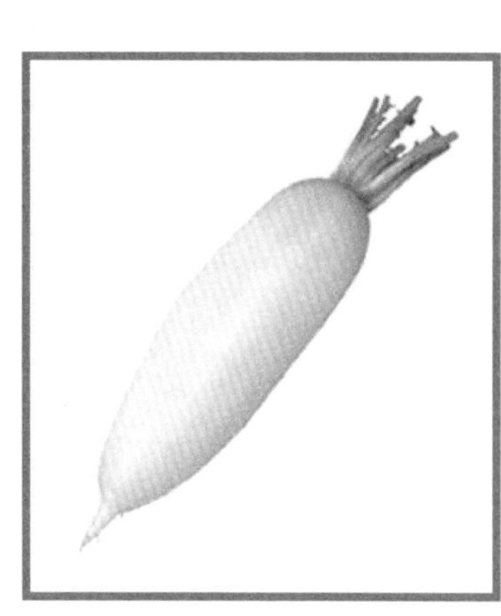

〔蘿蔔食療〕

•預防感冒：蘿蔔五十克、蘿蔔葉五十克、橘子二個、蘋果一個，一起榨汁飲用。富含維他命C，能增強抵抗力。

•呼吸困難、心悸：蘿蔔葉五~八片、胡蘿蔔一條、蘋果一個一起榨汁飲用。含豐富的鐵質和葉紅素，對膀胱障礙也有效。

•止咳化痰、通便利尿、清熱解毒：將蘿蔔二五〇克切碎，與米一百克共煮成粥。對老年性糖尿病、噁心、中毒引起的頭暈也有效。

•咳嗽、急慢性氣管炎：蘿蔔洗淨去其皮，切成薄片，置於容器中，上面放白砂糖二、三匙，加蓋放置一夜後食用。

•咳血、鼻衄：蘿蔔一千克，切碎先煎，加明礬十克，蜂蜜一百克，煮沸後，待冷備用，早晚空腹時服用，每次五十毫升。

60. 蠶　豆

別名佛豆、胡豆、夏豆、南豆等。未成熟的嫩蠶豆當蔬菜炒食，美味可口，食用較老的青蠶豆時要剝皮，也可去皮做成豆瓣醬，或加工製成蠶豆酥。營養豐富，含有醣類、蛋白質、脂肪、維他命B_1、B_2、菸酸、鈣、鐵、磷等礦物質，以及膳食纖維、磷脂、膽鹼等。

味甘，性平，具健脾益胃、止血、利尿之效，可治食慾不振、水腫、小便不通、吐血、脾胃不健等。

成熟的蠶豆是熱量、蛋白質、醣類、維他命B群，以及磷、鐵、鉀等礦物質和膳食纖維的來源，營養成分比嫩蠶豆高，但是，嫩蠶豆含有較多的維他命A和C。

蠶豆生食易引起腹脹。有的人食用後會罹患「蠶豆病」，引起急性溶血性貧血，出現頭暈、噁心、疲倦、畏寒發熱、肝脾腫大、全身酸痛等症狀，有明顯的遺傳傾向。

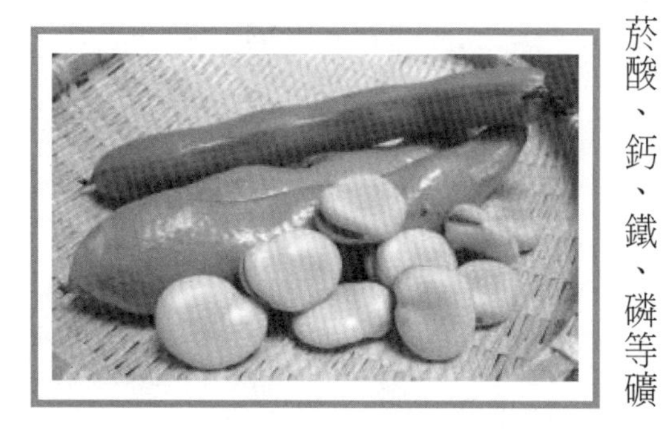

蠶豆的葉、梗、莢殼均含有D－甘油酸，蠶豆的葉可治肺結核出血、消化道出血、外傷出血；花有涼血、止血的功效，可治衄血、咳血、帶下、高血壓；莖可止血、止瀉，治各種內出血；種皮有利尿作用，可治水腫腳氣等。

蠶豆病的原因，是由於體內缺乏葡萄糖－6－磷酸脫氫酶。缺乏這種酵素的紅血球，易受到蠶豆中某些物質的作用而遭到破壞，出現嚴重的溶血反應。平常不發病，只有在使用非那西汀、阿斯匹靈、磺胺劑、呋喃坦丁、伯氨喹啉等藥物時或食用蠶豆後才會發病。幼兒宜慎食。

〔蠶豆食療〕

- 水腫、消化不良：蠶豆五十克和米二百克熬粥食用。
- 精疲力乏、消瘦：蠶豆六十克，磨粉，炒熟，加少許紅糖，開水沖調，每天飲用。
- 禿瘡：鮮蠶豆或乾豆泡浸後，搗如泥，塗在瘡上，乾了即換。

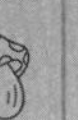

第三章　蔬菜汁的各種效用

在人類飲食生活中，蔬菜扮演著極重要的角色。含有豐富的維他命、礦物質和膳食纖維，是人類體能、精力的補給品。

所謂的健康果菜汁，除了具有藥效外，也能提供豐富的營養，使人體營養達到均衡的狀態。

現代人經常攝取魚肉蛋等酸性食物，減少鹼性食物的攝取量，使得血液傾向酸性，引起「酸中毒症」，降低人體抵抗力，造成各種疾病的發生。

為了滿足身體的需求，維持身體的健康，每天都要攝取生果菜汁。

每種蔬菜、水果都有它的營養成分與功能，本章將針對各種病症，介紹有效的生果菜汁。

高麗菜蘋果草莓汁

〔效用〕增強免疫力、預防感冒、關節神經痛。

〔材料〕高麗菜一百克、蘋果二百克、草莓五十克。

〔作法〕高麗菜、蘋果、草莓榨汁飲用。

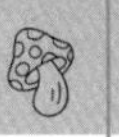

克。

高麗菜艾草青椒汁

〔效用〕胃弱、高血壓等慢性病。

〔材料〕艾草五十克、高麗菜一百克、青椒二十克、胡蘿蔔十五克、蘋果一百克。

〔作法〕全部材料洗淨，放入果菜機榨汁飲用。

小黃瓜檸檬蘋果汁

〔效用〕養顏美容、保護毛髮、增強免疫力、關節神經痛。

〔材料〕小黃瓜一條、檸檬和蘋果各一百克。

〔作法〕小黃瓜、檸檬、蘋果榨汁飲用。

高麗菜梨子汁

〔效用〕消除疲勞、恢復元氣。
〔材料〕高麗菜、梨子各一百克。
〔作法〕高麗菜、梨子榨汁飲用。

胡蘿蔔菠菜汁

〔效用〕眼睛疲勞、貧血、低血壓、畏寒症、增加母乳。
〔材料〕胡蘿蔔和蘋果各一五〇克、菠菜五十克、檸檬1/6個。
〔作法〕胡蘿蔔、菠菜、蘋果榨汁後，加入檸檬汁即可。

蘿蔔橘子汁

〔效用〕胃脹、頭痛、咳嗽。

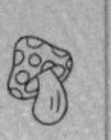

〔材料〕蘿蔔含葉二五〇克，橘子一個。
〔作法〕蘿蔔不必削皮，橘子連皮，洗淨後放入果菜機中榨汁。

蘿蔔葉汁

〔效用〕貧血、膀胱炎（排尿痛、尿中帶血）、呼吸困難。
〔材料〕蘿蔔葉八片、胡蘿蔔和蘋果各一五〇克。
〔作法〕蘿蔔葉洗淨，和切丁的胡蘿蔔、蘋果一起榨汁。

小黃瓜番茄汁

〔效用〕浮腫、腎臟病。
〔材料〕小黃瓜一條、番茄一五〇克。
〔作法〕小黃瓜、番茄榨汁飲用，加入一些蜂蜜更好喝。

洋蔥芹菜胡蘿蔔汁

〔效用〕增強精力、保持血液呈弱酸性。
〔材料〕洋蔥（小）1/3個、胡蘿蔔一五〇克、芹菜一百克。
〔作法〕洋蔥剝皮，和其他材料一起榨汁飲用。

牛奶綜合果汁

〔效用〕補充鈣質。
〔材料〕奶粉四大匙、水一五〇cc、蜂蜜一大匙、蘋果五十克。
〔作法〕蘋果削皮切細，和奶粉、水、蜂蜜一起榨汁飲用。肥胖或糖尿病患者可改用脫脂奶粉或減少蜂蜜的用量。

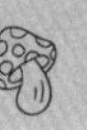

高麗菜芹菜汁

〔效用〕防止寒冬皮膚乾燥、濕疹、牙齦出血、健胃整腸。

〔材料〕高麗菜二百克、芹菜一百克。

〔作法〕高麗菜、芹菜榨汁飲用。

西瓜小黃瓜汁

〔效用〕浮腫、心臟病、高血壓、腎臟病引起的暈眩。

〔材料〕西瓜二百克、小黃瓜一條。

〔作法〕西瓜去皮，和小黃瓜一起榨汁飲用。

青椒萵苣胡蘿蔔汁

〔效用〕養顏美容、有助於毛髮和指甲的生長。

〔材料〕青椒和胡蘿蔔各一百克、萵苣二百克。
〔作法〕青椒去籽與蒂，和其他材料一起榨汁飲用。

萵苣胡蘿蔔菠菜汁

〔效用〕頭髮分叉、掉髮、汗臭。
〔材料〕萵苣二百克、胡蘿蔔一五〇克、菠菜一百克。
〔作法〕萵苣、胡蘿蔔、菠菜一起榨汁飲用，加入少許鹽更好喝。

菠菜蘋果檸檬汁

〔效用〕輕度貧血。
〔材料〕菠菜五十克、蘋果二百克、檸檬汁五cc。
〔作法〕菠菜、蘋果一起榨汁，加入檸檬汁飲用。

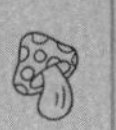

小黃瓜胡蘿蔔蘋果汁

〔效用〕高血壓、低血壓、關節神經痛、牙齦腫痛。
〔材料〕小黃瓜一條、胡蘿蔔一五〇克、蘋果一百克。
〔作法〕全部材料一起榨汁飲用。

芹菜油菜蘋果汁

〔效用〕美化肌膚。
〔材料〕芹菜和油菜各五十克、蘋果一百克、檸檬汁五cc。
〔作法〕芹菜、油菜、蘋果一起榨汁，加入檸檬汁飲用。對於治療面皰、粉刺也有效。

番茄汁

〔效用〕淨化血液、促進身體健康。

〔材料〕番茄二五〇～三百克。

〔作法〕番茄連皮適當切之，放入果菜機榨汁飲用。

番茄青椒汁

〔效用〕清除口臭、降血壓。

〔材料〕番茄二百克，青椒五十克，檸檬五十克。

〔作法〕番茄、青椒去蒂，與檸檬放入果菜機榨汁飲用。

番茄蘋果汁

〔效用〕淨化血液。

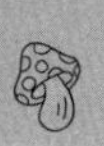

〔材料〕番茄二百克，蘋果一五〇克。

〔作法〕番茄與蘋果連皮適當切之，放入果菜機榨汁飲用。

番茄豆乳汁

〔效用〕改善虛弱兒童體質。

〔材料〕番茄汁1/2杯，豆乳1/2杯，魚肝油、蜂蜜各少許。

〔作法〕全部材料放入攪拌機內攪拌，冰冷後較好喝。

鳳梨蔬菜汁

〔效用〕皮膚曬傷。

〔材料〕鳳梨和高麗菜各一百克、青椒一個、番茄一個、芹菜三十克。

〔作法〕鳳梨去皮，番茄去蒂，全部材料一起榨汁飲用。

小黃瓜芹菜汁

〔效用〕孕婦浮腫、妊娠中毒症。

〔材料〕小黃瓜一條、芹菜和柑橘類各一百克。

〔作法〕帶皮的小黃瓜和芹菜、柑橘一起榨汁飲用。

蕪菁橘子蘋果汁

〔效用〕痔瘡、腫瘡。

〔材料〕蕪菁葉一百克、蕪菁根五十克、蘋果一百克、橘子五十克。

〔作法〕蕪菁根不要去皮，和其他材料一起榨汁飲用。

蕪菁葉芹菜汁

〔效用〕痔疾。

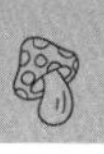

〔材料〕蕪菁葉一百克，芹菜一百克，蘋果二五〇克。

〔作法〕材料洗淨後放入果菜機榨汁飲用。

蕪菁葉胡蘿蔔蘋果汁

〔效用〕暴食引起的胃不適、保護牙齒健康。

〔材料〕蕪菁葉一百克、胡蘿蔔一五〇克、蘋果二百克。

〔作法〕全部材料一起榨汁飲用。

蕪菁菠菜胡蘿蔔汁

〔效用〕低血壓、食慾不振。

〔材料〕蕪菁一百克、菠菜五十克、胡蘿蔔二百克、蘋果一五〇克。

〔作法〕將菠菜、蕪菁、胡蘿蔔、蘋果，按順序放入果菜機中榨汁。

高麗菜香菜芹菜蘋果汁

〔效用〕高血壓、嬰兒過胖。
〔材料〕高麗菜二百克、香菜和芹菜各五十克、蘋果一五〇克。
〔作法〕全部材料一起榨汁飲用。

草莓蔬菜汁

〔效用〕皮膚乾燥、過敏、黑斑、雀斑。
〔材料〕草莓六個、蘋果一百克、綠蘆筍二根、油菜和芹菜各三十克、奶粉一大匙、檸檬汁五cc。
〔作法〕檸檬汁、奶粉以外的其他材料一起榨汁，最後加入檸檬汁、奶粉調勻即可。

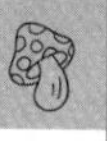

萵苣高麗菜汁

〔效用〕淨化腸胃。
〔材料〕萵苣二五〇克、高麗菜一五〇克、抹茶少許。
〔作法〕抹茶稀釋成糊狀，和其他材料一起榨汁飲用。

萵苣胡蘿蔔蘋果汁

〔效用〕考生熬夜、眼白黃濁、吐黃色濃痰。
〔材料〕萵苣和胡蘿蔔各二百克、蘋果一五〇克。
〔作法〕全部材料一起榨汁飲用。

蘋果胡蘿蔔檸檬汁

〔效用〕增強體力和抵抗力、消除眼睛疲勞。

〔材料〕蘋果一五〇克、胡蘿蔔二百克、檸檬汁五cc。
〔作法〕蘋果、胡蘿蔔榨汁，加入檸檬汁調勻即可。

酸乳酪牛奶汁

〔效用〕健胃整腸、改善腎臟病和便秘。
〔材料〕酸乳酪一百克、牛奶一百cc、蜂蜜一大匙。
〔作法〕全部材料一起榨汁飲用。

芹菜蘋果檸檬汁

〔效用〕貧血引起的臉色蒼白。
〔材料〕芹菜五十克、蘋果一五〇克、檸檬汁五cc。
〔作法〕芹菜、蘋果榨汁，加入檸檬汁調勻即可。感覺四肢冰冷時，加入些許生薑汁更具效果。

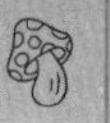

蕪菁橘子芹菜汁

〔效用〕維持健康。

〔材料〕蕪菁葉一百克、蕪菁根和橘子各五十克、芹菜一百克。

〔作法〕全部材料一起榨汁飲用。

萵苣高麗菜藕根汁

〔效用〕增加精力，堅固牙齒。

〔材料〕高麗菜一百克，萵苣一百克，藕根一五〇克，蘋果一五〇克。

〔作法〕藕根、蘋果不必去皮，與其他材料放入果菜機內榨汁。

萵苣胡蘿蔔蘋果汁

〔效用〕掉髮、頭髮分叉。

〔材料〕萵苣二百克、蘋果和胡蘿蔔各一五〇克、檸檬五cc。
〔作法〕檸檬汁以外的其他材料一起榨汁，最後加入檸檬汁即可。

柿子高麗菜汁

〔效用〕解酒。
〔材料〕柿子一個、高麗菜二百克、檸檬汁五cc。
〔作法〕柿子洗淨，去核去蒂，和高麗菜一起榨汁，最後加入檸檬汁即可。若加入芹菜、番茄、蘋果汁，則可保護胃腸與肝臟。

胡蘿蔔蒲公英汁

〔效用〕強壯、強精。
〔材料〕胡蘿蔔二百克，蒲公英（葉與莖）一百克，蘋果二百克。
〔作法〕將蒲公英的葉、莖洗淨，和胡蘿蔔、蘋果放入果菜機榨汁飲用。

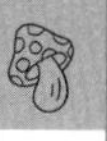

效果，同時有助於發育中孩子的成長。

胡蘿蔔蘋果芹菜檸檬汁

〔效用〕便秘、眼睛疲勞。
〔材料〕胡蘿蔔和蘋果各二百克、芹菜二十克、檸檬汁三cc。
〔作法〕檸檬汁以外的其他材料一起榨汁，最後加入檸檬汁即可。也具抗病毒

胡蘿蔔芹菜蘋果汁

〔效用〕增強精力、消除疲勞、促進孩童發育。
〔材料〕胡蘿蔔二百克、芹菜一百克、蘋果一五〇克。
〔作法〕蘋果、胡蘿蔔連皮洗淨，全部材料一起榨汁飲用。

胡蘿蔔荷蘭芹汁

〔效用〕消除疲勞、安定精神。
〔材料〕胡蘿蔔二五〇克、荷蘭芹五十克、蘋果一〇〇～一五〇克。
〔作法〕全部材料放入果菜機榨汁，夏天冰涼再喝。

胡蘿蔔芹菜香菜菠菜汁

〔效用〕幫助消化、消除緊張。
〔材料〕胡蘿蔔和芹菜各一百克、香菜和菠菜各五十克。
〔作法〕全部材料一起榨汁飲用。

胡蘿蔔芹菜荷蘭芹菠菜汁

〔效用〕滋養、消除緊張。

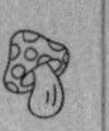

〔材料〕胡蘿蔔一五〇克，芹菜五十克，荷蘭芹一百克，菠菜五十克。

〔作法〕全部材料一起榨汁飲用。

蓮藕芹菜蘋果檸檬汁

〔效用〕喉痛、氣喘。

〔材料〕蓮藕一五〇克、芹菜五十克、蘋果一百克、檸檬汁五cc。

〔作法〕檸檬汁以外的其他材料一起榨汁，最後加入檸檬汁即可。

蓮藕根胡蘿蔔汁

〔效用〕消除疲勞、神經痛、風濕痛。

〔材料〕藕根一五〇克、胡蘿蔔一百克、蘋果一五〇克。

〔作法〕全部材料不必削皮，洗淨放入果菜機中榨汁。

小黃瓜番茄汁

〔效用〕利尿、消腫。

〔材料〕小黃瓜一條、番茄二個。

〔作法〕番茄去蒂，和小黃瓜一起榨汁飲用，身體浮腫或腎臟病患者尤其適用。

蕪菁胡蘿蔔菠菜蘋果汁

〔效用〕低血壓、月經不順、增進食慾、幫助消化。

〔材料〕蕪菁根一百克、胡蘿蔔二百克、蘋果和菠菜各五十克。

〔作法〕依序放入菠菜、蕪菁、胡蘿蔔、蘋果榨汁飲用。

紫蘇胡蘿蔔高麗菜蘋果汁

〔效用〕氣喘、維他命或礦物質不足。

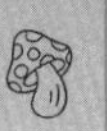

〔材料〕紫蘇葉十五片、胡蘿蔔一五〇克、高麗菜和蘋果各一百克。
〔作法〕全部材料一起榨汁飲用，加入少許鹽更好喝。

胡蘿蔔香瓜芹菜檸檬汁

〔效用〕孕婦特有的頭暈、偏食、虛弱、冒冷汗。
〔材料〕胡蘿蔔和香瓜各一五〇克、芹菜五十克、檸檬汁五cc。
〔作法〕檸檬汁以外的其他材料一起榨汁，最後加入檸檬汁即可。

胡蘿蔔高麗菜汁

〔效用〕胃弱、胃潰瘍、乏力、食慾不振。
〔材料〕胡蘿蔔、高麗菜、蘋果各一五〇克。
〔作法〕胡蘿蔔不去皮，全部材料一起榨汁飲用。

胡蘿蔔山藥汁

〔效用〕精力減退、陽痿。
〔材料〕胡蘿蔔和山藥各一五〇克、海帶和鰹魚熬煮的湯汁。
〔作法〕胡蘿蔔、山藥先榨汁，再和海帶、鰹魚的熬汁一起攪拌即可。

胡蘿蔔蘋果香菜汁

〔效用〕眼睛疲勞、抵抗力弱、便秘。
〔材料〕胡蘿蔔一五〇克、蘋果二百克、香菜十克。
〔作法〕全部材料一起榨汁飲用。

胡蘿蔔蘋果菠菜汁

〔效用〕熬夜工作、視力減退、雙腳無力、食慾不振。

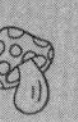

〔材料〕胡蘿蔔和蘋果各一五〇克、菠菜二百克。

〔作法〕上列材料全部一起榨汁飲用。對於改善母乳品質也有效，同時能改善貧血、虛冷症。

胡蘿蔔小松菜汁

〔效用〕眼睛疲勞、假性近視。

〔材料〕胡蘿蔔一五〇克，小松葉一百克，荷蘭芹三十克，蘋果一二〇克。

〔作法〕材料洗淨，胡蘿蔔、蘋果不必削皮，全部放入果菜機榨汁飲用。

胡蘿蔔香菜蘋果汁

〔效用〕青春痘、腫疱、凍瘡、失眠。

〔材料〕胡蘿蔔二五〇克、香菜和蘋果各五十克。

〔作法〕全部材料一起榨汁，加入些許蜂蜜更好喝。

胡蘿蔔花椰菜汁

〔效用〕高血壓、失眠症。
〔材料〕胡蘿蔔二五〇克，花椰菜（花與葉）一五〇克。
〔作法〕花椰菜切小塊，與胡蘿蔔放入果菜機榨汁飲用。

高麗菜鳳梨汁

〔效用〕健胃、美容。
〔材料〕高麗菜一五〇克、鳳梨五十克。
〔作法〕高麗菜、鳳梨一起榨汁飲用。

高麗菜蘋果草莓檸檬汁

〔效用〕牙齦出血、胃腸虛弱。

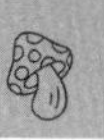

〔材料〕高麗菜和蘋果各一百克、草莓八粒、檸檬汁五cc。

〔作法〕檸檬汁以外的其他材料一起榨汁，最後加入檸檬汁即可。

高麗菜胡蘿蔔豌豆汁

〔效用〕肥胖兒理想食品。

〔材料〕高麗菜一百克，胡蘿蔔三公分，芹菜五公分，豌豆五個，雞肉五十克，開水一碗，鹽、胡椒。

〔作法〕高麗菜、胡蘿蔔切碎，芹菜去葉切之。雞肉也切碎，加入開水慢煮。等熟了之後再加入鹽、胡椒、豌豆，再煮一下即止火。

芹菜橘子檸檬汁

〔效用〕牙齦出血、雀斑、皮膚粗糙。

〔材料〕芹菜三十克、橘子一個、檸檬汁五cc。

〔作法〕芹菜、橘子一起榨汁，最後加入檸檬汁即可。

香瓜蔬菜汁

〔效用〕高血壓、動脈硬化、扁桃腺腫脹、凍傷。
〔材料〕芹菜和油菜各三十克、胡蘿蔔和青椒各一百克、香瓜三百克、檸檬汁五cc。
〔作法〕檸檬汁以外的其他材料一起榨汁，最後加入檸檬汁即可。

金橘芹菜白菜汁

〔效用〕強化血管、預防動脈硬化、腦中風。
〔材料〕金橘六個、芹菜五十克、大白菜二百克。
〔作法〕全部材料一起榨汁飲用，但夜晚不要使用。

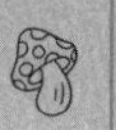

生薑胡蘿蔔蘋果汁

〔效用〕促進血液循環、治虛冷症。
〔材料〕生薑一小塊、胡蘿蔔和蘋果各一五〇克。
〔作法〕全部材料一起榨汁飲用。

紫蘇草莓汁

〔效用〕解毒、強化肝臟、消除疲勞、預防貧血。
〔材料〕青紫蘇葉二十片、芹菜二十克、油菜一百克、草莓一百克、蘋果一五〇克、檸檬汁五cc。
〔作法〕檸檬汁以外的其他材料一起榨汁，最後加入檸檬汁即可。

鳳梨蘋果高麗菜檸檬汁

〔效用〕胃腸虛弱、曬傷、雀斑、低血壓、便秘。
〔材料〕鳳梨二百克、蘋果和高麗菜各一百克、檸檬汁三cc。
〔作法〕檸檬汁以外的其他材料一起榨汁，最後加入檸檬汁即可。

酸乳酪桃子芹菜汁

〔效用〕整腸、腫瘤、便秘、面皰。
〔材料〕酸乳酪八十cc、桃子一個、芹菜二十克、檸檬五cc、蜂蜜一～二匙。
〔作法〕桃子去皮和籽，和其他材料一起榨汁飲用。

高麗菜梨子汁

〔效用〕消除疲勞。

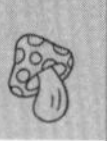

〔材料〕高麗菜一五〇克，梨子一百克。
〔作法〕將梨子與高麗菜洗淨，放入果菜機榨汁飲用。

高麗菜芹菜汁

〔效用〕生活習慣病、過敏體質。
〔材料〕高麗菜和萵苣各一百克、芹菜五十克、香蕉一根、青椒一個。
〔作法〕依序放入香蕉、青椒、芹菜、高麗菜、萵苣榨汁飲用。

高麗菜芹菜柑橘蘋果汁

〔效用〕抽菸者、容易感冒。
〔材料〕芹菜三十克、柑橘類一個、蘋果和高麗菜各五十克。
〔作法〕柑橘去皮，和其他材料一起榨汁飲用。

高麗菜西瓜汁

〔效用〕腎臟病、水腫、腳氣病。

〔材料〕西瓜二百克、高麗菜一百克。

〔作法〕西瓜去皮，和高麗菜一起榨汁飲用。

黃豆汁

〔效用〕安神、幫助消化。

〔材料〕黃豆二大匙、蜂蜜一大匙、溫水一五〇cc。

〔作法〕全部材料一起榨汁飲用。

花菜胡蘿蔔檸檬汁

〔效用〕高血壓、失眠、抵抗力弱。

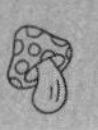

〔材料〕花菜（帶葉）和胡蘿蔔各一五〇克、檸檬汁五cc。
〔作法〕花菜、胡蘿蔔榨汁，最後加入檸檬汁即可。

柳丁高麗菜芹菜汁

〔效用〕美容、預防生活習慣病、感冒。
〔材料〕柳丁一個、高麗菜和芹菜各二百克。
〔作法〕柳丁去皮，和其他材料一起榨汁飲用。

牛蒡胡蘿蔔汁

〔效用〕胃痛、改善體質。
〔材料〕牛蒡一五〇克，胡蘿蔔二百克，蘋果二百克。
〔作法〕全部材料一起榨汁飲用。稍微難飲時可加蘋果量。

芹菜橘子蘋果汁

〔效用〕感冒、虛冷症。
〔材料〕芹菜三十克、橘子二個、蘋果一百克。
〔作法〕橘子去皮，和其他材料一起榨汁飲用。

梨子葡萄胡蘿蔔汁

〔效用〕激烈運動、胃腸障礙。
〔材料〕梨子、葡萄和胡蘿蔔各一百克、檸檬五cc。
〔作法〕檸檬汁以外的其他材料一起榨汁，最後加入檸檬汁即可。

蘿蔔橘子蘋果汁

〔效用〕容易感冒、抵抗力弱。

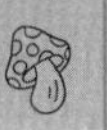

〔材料〕蘿蔔五十克、蘿蔔葉五十克、橘子二個、蘋果一百克。
〔作法〕蘿蔔、橘子去皮，和其他材料一起榨汁飲用。

芹菜香瓜檸檬汁

〔效用〕利尿、提高廢物排泄力。
〔材料〕芹菜一百克、香瓜一個、檸檬五cc。
〔作法〕香瓜去皮，和芹菜一起榨汁，最後加入檸檬汁。

胡蘿蔔蘋果蛋黃汁

〔效用〕消除疲勞、增強體力、美容。
〔材料〕胡蘿蔔和蘋果各一五〇克、蛋黃一個、蜂蜜適量。
〔作法〕胡蘿蔔、蘋果榨汁後，將蛋黃、蜂蜜加入果汁中拌勻即可。

油菜橘子蘋果汁

〔效用〕增進健康、美容、消除體臭和口臭。
〔材料〕油菜、橘子和蘋果各一百克。
〔作法〕油菜葉及根部洗淨，和橘子、蘋果一起榨汁。

油菜番茄芹菜檸檬汁

〔效用〕消除疲勞、增強精力、降血壓、養顏美容。
〔材料〕油菜和番茄各一百克、芹菜二十克、檸檬汁五cc。
〔作法〕檸檬汁以外的其他材料一起榨汁，最後加入檸檬汁即可。

蘆筍胡蘿蔔蘋果檸檬汁

〔效用〕消除疲勞、強化血管、降血壓。

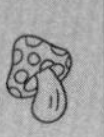

〔材料〕蘆筍、胡蘿蔔、蘋果各一百克、檸檬汁五cc。
〔作法〕檸檬汁以外的其他材料一起榨汁，最後加入檸檬汁即可。

花菜芹菜油菜蘋果檸檬汁

〔效用〕眼睛疲勞、高血壓、動脈硬化。
〔材料〕綠花椰菜五十克、芹菜和油菜各三十克、蘋果一百克、檸檬汁五cc。
〔作法〕檸檬汁以外的其他材料一起榨汁，最後加入檸檬汁即可。

甜菜胡蘿蔔芹菜汁

〔效用〕便秘、發疹、貧血、淨化血液。
〔材料〕甜菜根及葉各二十克，胡蘿蔔一五〇克，芹菜一百克，蘋果一百克。
〔作法〕材料洗淨，連皮放入果菜機中榨汁。

甜菜胡蘿蔔汁

〔效用〕淨化血液。

〔材料〕甜菜根五十克，甜菜葉五十克，胡蘿蔔一五〇克，蘋果一百克。

〔作法〕全部材料洗淨放入果菜機中榨汁。

甜菜黃瓜汁

〔效用〕膽結石、腎結石。

〔材料〕甜菜根五十克、甜菜葉五十克，黃瓜一五〇克，胡蘿蔔一五〇克。

〔作法〕全部材料洗淨放入果菜機中榨汁。

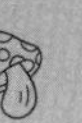

第四章　簡單家庭藥粥

粥是我國特有的食物形式，只要搭配得宜，就可用來改善各種疾病，尤其對於老人及病後的調養更能發揮作用。經常食用，能增強免疫力，提高抗病力，達到延年益壽的目的。

古人認為，粥是「世界第一補人之物」，營養豐富且容易消化，是病人的保健佳品。最近各種藥粥受人歡迎，既能治病，又可養身，對於美容養顏也有助益。臨床實驗證明，許多食物煮成粥後就變成藥。本章將介紹適應各種病症的家庭藥粥，材料垂手可得，作法簡單，為了家人的健康，請務必一試。

地瓜粥

〔效用〕養心氣、健脾胃。適用於脾胃心氣不足。

〔材料〕甘藷（地瓜）二五〇克、米一百克、蔥和薑適量、紅糖少許。

〔作法〕甘藷去皮搗爛，和米一起放入冷水中熬煮成粥。即將熟時，放入蔥、薑、紅糖調味。

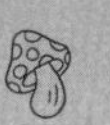

綠豆粥

〔效用〕清熱解暑，生津止渴。適用於暑濕表證者。
〔材料〕綠豆三十克、米五十克、冰糖二五〇克。
〔作法〕綠豆、米洗淨，置砂鍋內加水適量，煮熬成粥。待粥成時加入冰糖，攪拌均勻。

山藥桂圓粥

〔效用〕清熱滋陰、生津潤燥。適用於糖尿病等症。
〔材料〕山藥三十克、桂圓十五克、荔枝十克、五味子十克、米一五〇克。
〔作法〕山藥洗淨切塊，荔枝去皮，備用。再將全部材料放入鍋中加水文火熬煮。

山藥紅棗粥

〔效用〕補氣血、健脾胃、抗老化。適用於脾胃虛弱、氣血不足。

〔材料〕山藥三十克、紅棗十粒、米五十克、蜂蜜適量。

〔作法〕山藥切片，紅棗去核，和米一起放入鍋中加水熬煮，粥將熟時加入蜂蜜即可。

山藥蓮子粥

〔效用〕益氣健脾、養心抗衰。

〔材料〕山藥十五克、蓮子二十五克、糯米五十克、白糖二十克。

〔作法〕將山藥、蓮子、糯米洗淨，一起放入鍋中，加適量的水熬煮，粥成後加白糖攪勻。

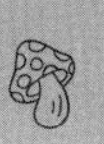

山藥薏仁粥

〔效用〕益氣養血、滋陰暖中。適用於氣血較虛。

〔材料〕山藥、薏仁各六十克、柿餅三十克。

〔作法〕薏仁煮到熟爛後，將山藥搗碎，柿餅切成小塊，一同熬煮成粥。

冬瓜粥

〔效用〕清熱止渴、利尿減肥。適用於濕盛型肥胖症。

〔材料〕冬瓜、米各一百克。

〔作法〕冬瓜去皮洗淨，切成小塊，和米一起熬煮成粥。

栗子紅棗粥

〔效用〕養顏美容、護髮。適用於血虛皮膚粗糙。

〔材料〕栗子粉二百克、紅棗十二粒、桂圓肉十克、蜂蜜二十克。
〔作法〕紅棗去核，和桂圓肉加水共煮半小時，加入栗子粉再煮十分鐘，調入蜂蜜即可。

核桃仁粥

〔效用〕補腎、健腦。適用於健忘、失眠、腎虛腰痛、尿道結石、殘尿感。是癌症患者的輔助食療，長期食用，能延年益壽。
〔材料〕核桃、米各六十克。
〔作法〕核桃和米洗淨，放入鍋中加水共煮成粥。

雪里蕻豆腐粥

〔效用〕明耳目、清肺去痰、祛風活絡。適用於頭痛、畏寒、發熱、風寒感冒。
〔材料〕雪里蕻一百克、嫩豆腐六十克、生薑五克、米一百克、連鬚蔥白二根。

〔作法〕雪里蕻、豆腐、蔥白洗淨，切成小塊，生薑切絲，米洗淨。鍋中加入適量的水，煮粥，五分熟時，加入雪里紅、豆腐、薑絲、蔥白煮到粥熟。

生薑蘿蔔粥

〔效用〕去邪熱、淡痰飲、去寒。適用於風寒感冒。

〔材料〕生薑十五克、白蘿蔔一百克、米一百克、紅糖五十克。

〔作法〕生薑洗淨切絲。白蘿蔔洗淨切小塊。鍋中加入適量的水煮粥，八分熟時，放入蘿蔔塊、薑絲、紅糖煮到粥熟。

絲瓜絡粥

〔效用〕通筋活絡、去痰止咳。適用於咳嗽有濃痰。

〔材料〕新鮮絲瓜絡五十克、米六十克、蜂蜜三十克。

〔作法〕絲瓜絡洗淨切斷。鍋中加入適量的水，放入絲瓜絡煮半小時，去渣留汁。加入米煮粥，熟後調入蜂蜜即可。

蘆筍粥

〔效用〕祛痰殺蟲、潤肺止咳。適用於肺熱咳嗽痰黃。

〔材料〕蘆筍一百克、米六十克、蜂蜜三十克。

〔作法〕蘆筍洗淨切片後汆燙。鍋中加入適量的水煮粥，八分熟時，放入蘆筍煮到粥熟，調入蜂蜜即可。

茼蒿粥

〔效用〕利脾利濕、清心養肺、化痰。適用於痰多且濃。

〔材料〕茼蒿一五〇克、米一百克、蜂蜜三十克。

〔作法〕鍋中加入適量的水煮粥，八分熟時，放入茼蒿末煮到粥熟，調入蜂蜜即可。

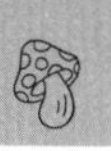

生薑紅糖粥

〔效用〕發汗散寒、利胃止嘔。適用於風寒、痰白稀薄。

〔材料〕生薑（帶皮）十五克、米一百克、紅糖五十克。

〔作法〕鍋中加入適量的水，放入米和生薑，八分熟時，加入紅糖煮沸即可。

絲瓜粥

〔效用〕清熱解毒、祛風化痰。適用於咳嗽痰多且黏稠。

〔材料〕嫩絲瓜二百克、米一二〇克、蜂蜜六十克。

〔作法〕鍋中加入適量的水煮粥，八分熟時，加入絲瓜煮到粥熟，調入蜂蜜即可。

空心菜白蘿蔔粥

〔效用〕清熱解毒、涼血利尿、消積、化痰。適用於肺熱咳嗽、痰多且黏。

〔材料〕空心菜（連根）一二〇克、白蘿蔔一五〇克、米一二〇克、蜂蜜六十克。

〔作法〕鍋中加入適量的水煮粥，六分熟時，加入空心菜、白蘿蔔煮到粥熟，調入蜂蜜即可。

白木耳粥

〔效用〕生津潤燥、健脾止瀉。適於陰虛痢。

〔材料〕白木耳二十克、米五十克、白糖三十克。

〔作法〕白木耳用溫水泡脹，洗淨，切成細末。米洗淨，與白木耳一同煎煮成粥，加入白糖攪勻。

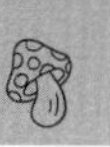

木耳粥

〔效用〕補氣潤燥、涼血止血、解熱鎮痛。適用於慢性支氣管哮喘。

〔材料〕黑木耳十五克、米六十克、蜂蜜三十克。

〔作法〕黑木耳用溫水泡脹後，去蒂，洗淨，撕成小片。鍋中加入適量的水煮粥，即將熟時，加入黑木耳。煮滾，調入蜂蜜即可。

洋蔥粥

〔效用〕化濕祛痰、解毒殺蟲。適用於咳嗽痰多且稀薄。

〔材料〕洋蔥二百克、米一二〇克、鹽和味精各一克。

〔作法〕洋蔥洗淨，切成小塊。鍋中加入適量的水煮粥，六分熟時，加入洋蔥煮到粥熟，放入鹽、味精。

木耳南瓜粥

〔效用〕清肺益氣、消炎止痛、解毒殺蟲。適用於慢性支氣管哮喘。

〔材料〕黑木耳十克、南瓜一五〇克、糯米一百克、白糖三十克。

〔作法〕黑木耳用溫水泡脹，去蒂，洗淨，撕成小片。南瓜洗淨，切成小塊。鍋中放入適量的水煮粥，五分熟時，放入南瓜煮到粥熟，再放入黑木耳、白糖煮沸即可。

木耳紅棗粥

〔效用〕滋養胃陰、生津潤燥。適用於胃陰虧虛者。

〔材料〕黑木耳十克、紅棗十個、米五十克、白糖五十克。

〔作法〕黑木耳用溫水泡脹洗淨，米、紅棗淘洗乾淨，放入鍋中，鍋中加入適量的水。大火煮沸後，改小火熬至米、紅棗爛熟，加入白糖即可。

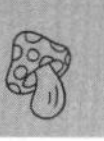

芹菜豆腐粥

〔效用〕祛風利濕、清熱解毒、生津潤燥、養神益力。適用於急性或慢性肺炎。

〔材料〕芹菜、豆腐、米各一百克，鹽、味精各二克、香油少許。

〔作法〕芹菜洗淨，切碎。豆腐切成小塊。鍋中加入適量的水煮粥，等六分熟時，加入芹菜、豆腐煮到粥熟，調入鹽、味精、香油即可。

冬瓜瘦肉粥

〔效用〕清熱解毒、化痰止咳。適用於急性或慢性肺炎。

〔材料〕冬瓜一五〇克、豬瘦肉六十克、米一百克、薑絲二克、鹽二克，味精一克、香油一克。

〔作法〕將冬瓜洗淨，去皮切成小塊。豬肉洗淨，切絲。鍋中放入適量的水煮粥，八分熟時，放入冬瓜、薑絲煮到粥熟，調入鹽、味精、香油即可。

綠豆海帶粥

〔效用〕清熱解毒、降壓。適用於高血壓等症。
〔材料〕綠豆一百克、海帶一百克、米適量。
〔作法〕海帶切碎與綠豆、米同煮成粥。

綠豆荸薺粥

〔效用〕清熱解毒、利尿消腫、祛風化痰。適用於急性或慢性肺炎。
〔材料〕綠豆、荸薺、米各一百克。
〔作法〕荸薺洗淨，去皮切成小塊。鍋中加入適量的水，放入綠豆、米一起煮粥，六分熟時，加入荸薺煮到粥熟。

苦瓜粥

〔效用〕清熱、解毒、潤燥。適用於肺結核的潮熱口渴。

〔材料〕苦瓜一五〇克、米一百克。

〔作法〕苦瓜洗淨，去籽，切塊。鍋中加入適量的水煮粥，八分熟時，加入苦瓜煮到粥熟。

南瓜豆腐粥

〔效用〕消炎止痛、解毒殺蟲、生津潤燥。適用於肺結核的潮熱口渴。

〔材料〕南瓜一二〇克、豆腐六十克、米一五〇克。

〔作法〕南瓜、豆腐洗淨，切成小塊。鍋中加入適量的水煮粥，五分熟時，加入南瓜、豆腐煮到粥熟。

菠菜肉絲粥

〔效用〕止血、潤燥、通腸。適用於便秘、便血、肺結核、夜盲症、高血壓。

〔材料〕菠菜一五〇克、豬瘦肉六十克、米一百克。

〔作法〕菠菜去蒂，洗淨，汆燙備用，冷卻後切碎。豬瘦肉切絲。鍋中加入適量的水煮粥，八分熟時，加入菠菜煮到粥熟。

香菇豆腐粥

〔效用〕降脂降壓、健脾補胃、清熱解毒。適用於高血壓、高血脂、糖尿病、肝炎等。

〔材料〕泡水香菇五十克、豆腐一二〇克、米一百克、薑絲二克、蒜片五克，鹽、味精、香油各二克。

〔作法〕泡水香菇去蒂，洗淨切碎。豆腐切成小塊。鍋中加入適量的水煮粥，

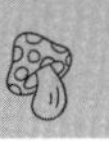

五分熟時，加入香菇末、豆腐、薑絲、蒜片、鹽煮到粥熟，調入味精、香油即可。

洋蔥肉絲粥

〔效用〕化濕去痰、和胃下氣、解毒殺蟲。適用高血壓、糖尿病、動脈硬化、消化不良等症。

〔材料〕洋蔥一二〇克、豬瘦肉六十克、米一百克。

〔作法〕洋蔥洗淨，切碎。豬瘦肉切絲。鍋中加入適量的水煮粥，八分熟時，加入洋蔥、豬肉煮到粥熟。

糯米紅棗粥

〔效用〕益氣安神、美肌。適用於婦女更年期精神恍惚。

〔材料〕糯米一百克、紅棗十粒。

〔作法〕糯米和紅棗一同熬粥。

蝦仁絲瓜粥

〔效用〕通乳強身、補腎壯陽。適用於痢疾、腮腺炎、月經過多、痛經、產後缺乳。

〔材料〕蝦仁三十克、絲瓜一五〇克、米一百克、薑絲二克、蔥末六克、蒜片五克、鹽一克、味精二克、料酒十毫升（cc）。

〔作法〕鍋中加入適量的水煮粥，八分熟時，加入蝦仁、絲瓜、薑絲、蔥末、蒜片、料酒煮到粥熟，調入鹽、味精即可。

紅豆紅棗粥

〔效用〕解毒、消腫。適用於產後缺乳、貧血或浮腫。

〔材料〕小紅豆六十克、紅棗十二粒、紅糖三十克、米一百克。

〔作法〕小紅豆洗淨，用水泡軟。鍋中加入適量的水，放入小紅豆、紅棗、米

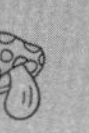

煮粥，熟後加入紅糖即可。

紅豆糯米粥

〔效用〕燥濕去痰、活血通經。適用於青春期脾虛痰盛導致的經期不順。

〔材料〕紅豆二十克、紅糯米五十克、生山楂十克、紅棗五十個、薏仁十克、紅糖。

〔作法〕將生山楂、紅棗、糯米分別淘洗乾淨。鍋中加入適量的水，將薏仁、紅棗、山楂、紅豆放入，待煮開一～二沸後，再放入糯米，文火熬煮，至熟時加少許紅糖。

豇豆雞肉粥

〔效用〕健脾胃、強筋骨。適用於月經失調、白帶增多。

〔材料〕豇豆仁五十克、雞胸肉一百克、米一二〇克。

〔作法〕豇豆仁用水泡軟。雞胸肉切絲。鍋中加入適量的水煮粥，五分熟時，加入雞肉絲煮到粥熟。

海帶荸薺粥

〔效用〕具清熱利水、補中益氣、滋養肝血功效。適用於慢性腰腿痛、肌肉筋膜硬化、骨質增生。

〔材料〕海帶六十克、荸薺一百克、豬瘦肉一二〇克、白米一二〇克、薑絲三克、蔥末五克、鹽二克、味精三克。

〔作法〕先將海帶漂洗乾淨，切成小塊。荸薺洗淨，去皮，切成小塊。豬瘦肉切成小塊。鍋中加入適量的水，放入海帶、米、豬肉、薑絲、蔥末、鹽煮粥，八分熟時，加入荸薺煮到粥熟，調入味精即可。

銀耳糯米粥

〔效用〕益氣和血、強心補腦、滋陰降火。適用於盜汗。

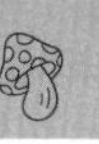

〔材料〕銀耳十五克、糯米六十克、冰糖三十克。

〔作法〕銀耳用溫水泡脹，去蒂，洗淨，撕成小片。冰糖搗碎。鍋中加入適量的水煮粥，八分熟時，加入銀耳、冰糖煮到粥熟。

黃豆粥

〔效用〕補肝腎、利水。適用於腎虛腰痛、下肢水腫。

〔材料〕黃豆、米各一百克。

〔作法〕鍋中加入適量的水，放入黃豆、米一起煮粥。

豇豆紅棗粥

〔效用〕健脾胃、養顏、護肝。適用於脾虛水腫。

〔材料〕豇豆仁一百克、紅棗九粒、米一百克、蜂蜜五十克。

〔作法〕鍋中加入適量的水，放入豇豆仁、紅棗、米煮粥，熟後調入蜂蜜即可。

豌豆蘑菇粥

〔效用〕止渴、止瀉、利尿。適用於高血壓、糖尿病、痢疾。

〔材料〕豌豆和蘑菇各六十克、米一百克。

〔作法〕豌豆用水泡軟。蘑菇去蒂，洗淨，切成小塊。鍋中加入適量的水，放入豌豆、米煮粥，五分熟時，加入蘑菇煮到粥熟。

香菇綠豆粥

〔效用〕含豐富的鎂。適用於糖尿病。

〔材料〕泡水香菇六十克、綠豆一百克、米一百克。

〔作法〕泡水香菇去蒂，洗淨。鍋中加入適量的水，放入綠豆、米煮粥，五分熟時，加入香菇煮到粥熟。

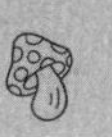

香菇牛肉粥

〔效用〕溫中和胃，補虛止痛。適用於脾胃虛寒者。

〔材料〕香菇五十克、牛肉五十克、米一百克、蔥白三根、生薑三片、鹽適量。

〔作法〕將牛肉煮熟，切成細末。牛肉、香菇、米共入鍋中，加入適量的水，炖煮成粥。再加入蔥、薑、鹽煮沸。

四季豆粥

〔效用〕清熱解毒、利尿消腫。適用於小便不利。

〔材料〕四季豆、米各一百克。

〔作法〕四季豆洗淨，切成小段。鍋中加入適量的水煮粥，五分熟時，加入四季豆煮到粥熟。

豌豆豆腐粥

〔效用〕止渴、止瀉、利尿。適用於小便不利、高血壓。
〔材料〕豌豆和豆腐各六十克、米一百克。
〔作法〕豆腐切成小塊。鍋中加入適量的水，放入豌豆、米煮粥，五分熟時，加入豆腐煮到粥熟。

木耳鴨肉粥

〔效用〕涼血止血、利水消腫、清熱解毒。適用於尿血。
〔材料〕黑木耳三十克、鴨肉六十克、米一百克。
〔作法〕黑木耳用溫水泡脹，去蒂，洗淨，撕成小片。鴨肉切成小塊。鍋中加入適量的水，放入鴨肉、米煮粥，八分熟時，加入黑木耳煮到粥熟。

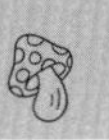

芥藍白糖粥

〔效用〕清熱解毒、涼血通淋。適用於小便混濁。

〔材料〕芥藍一五〇克、米一百克、白糖五十克。

〔作法〕芥藍洗淨，切成小塊。鍋中加入適量的水煮粥，五分熟時，加入芥藍煮到粥熟，調入白糖即可。

茭白筍豆腐粥

〔效用〕解毒止渴、通利二便。適用於尿路感染。

〔材料〕茭白筍一二〇克、豆腐六十克、米一百克。

〔作法〕茭白筍洗淨，切成細絲。豆腐切成小塊。鍋中加入適量的水煮粥，水開後加入豆腐共煮，八分熟時，加入茭白筍煮到粥熟。

芹菜黑棗粥

〔效用〕補中益氣、養胃健脾。適用於膀胱炎。
〔材料〕芹菜一五〇克、黑棗二十粒、米一百克。
〔作法〕先將芹菜洗淨，切碎。鍋中加入適量的水，放入黑棗、米煮粥，八分熟時，再加入芹菜煮到粥熟。

薏仁粥

〔效用〕健脾補肺、利尿強腎。適用於尿路結石。
〔材料〕薏仁五十克、米六十克、白糖六十克。
〔作法〕鍋中加入適量的水，放入薏仁、米煮粥，熟後調入白糖即可。

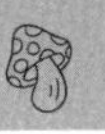

銀耳蓮藕粥

〔效用〕益氣和血、清熱止渴。適用於支氣管擴張咯血。

〔材料〕銀耳十克、蓮藕一百克、糯米一百克、紅棗六粒、紅糖五十克。

〔作法〕銀耳用溫水泡脹，去蒂，洗淨，撕成小片。蓮藕洗淨，去皮，切成薄片。鍋中加入適量的水，放入紅棗、糯米煮粥，八分熟時，加入蓮藕、銀耳、紅糖煮到粥熟。

菠菜瘦肉粥

〔效用〕健脾生血。適用於缺鐵性貧血。

〔材料〕菠菜二五〇克、豬瘦肉一百克、米六十克、調味料。

〔作法〕先將菠菜、豬肉洗淨切碎。鍋中加入適量的水煮粥，即將熟時，再加入菠菜、豬肉及調味料煮到粥熟。

韮菜肉絲粥

〔效用〕健胃提神。適用於臉色蒼白、無力、頭昏耳鳴。
〔材料〕韮菜一二〇克、豬瘦肉六十克、米一百克。
〔作法〕先將韮菜洗淨，切段。豬瘦肉洗淨，切絲。鍋中加入適量的水，再放入豬肉、米煮粥，八分熟時，加入韮菜煮到粥熟。

蠶豆牛肉粥

〔效用〕補脾和胃、利尿消腫、強健筋骨。適用於有尿蛋白的慢性腎炎、高血壓、腎炎水腫。
〔材料〕蠶豆一二〇克、牛肉六十克、米一百克。
〔作法〕先將牛肉切成小塊。蠶豆洗淨，切成兩半。鍋中加入適量的水，再放入牛肉、蠶豆、米煮到粥熟。

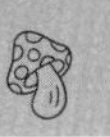

茭白筍芹菜粥

〔效用〕清熱解毒、通利二便。適用於習慣性便秘。

〔材料〕茭白筍一百克、芹菜五十克、豬瘦肉六十克、米一百克、鹽二克、味精三克、香油五克。

〔作法〕將茭白筍洗淨，切碎。芹菜洗淨，切碎。豬瘦肉切絲。鍋中加入適量的水，放入豬肉、米煮粥，八分熟時，再加入茭白筍、芹菜煮到粥熟，調入鹽、味精、香油即可。

蘿蔔薏米粥

〔效用〕寬中消食、清熱化痰、降氣止嘔。適用於痰熱蘊肺症。

〔材料〕白蘿蔔一五〇克、紅蘿蔔五十克、薏米五十克、碎豬肉三十克、鹽、香油、味精適量。

〔作法〕兩種蘿蔔洗淨，切絲，與薏米、肉一起加入鍋內，加清水上火煮成粥後，調入鹽、香油、味精即可。

蘿蔔豆腐粥

〔效用〕清熱解毒、消積化痰。適用於腹脹、腹瀉。

〔材料〕白蘿蔔二百克、豆腐六十克、米一二〇克。

〔作法〕白蘿蔔洗淨，切片。豆腐切成小塊。鍋中加入適量的水煮粥，五分熟時，再加入蘿蔔、豆腐煮到粥熟。

蘿蔔枇杷葉粥

〔效用〕清熱利濕、消積化痰。適用於咳嗽氣喘、水腫、尿少。

〔材料〕蘿蔔一百克、米六十克、枇杷葉十五克、糖十五克。

〔作法〕枇杷葉洗淨。鍋中加入適量的水，煎汁去渣。枇杷葉汁中倒入蘿蔔、米煮粥，待粥熟後加入少許糖，煮成稀薄粥。

蔥白紅棗粥

〔效用〕解毒消腫。適用於胃痛腹痛、嘔清水。

〔材料〕蔥白二根、紅棗十粒、糯米一百克、胡椒粉二克、鹽一克、味精二克。

〔作法〕蔥白洗淨，切碎。鍋中加入適量的水，放入紅棗、糯米煮粥，八分熟時，再加入蔥白煮到粥熟，調入胡椒粉、鹽、味精即可。

高麗菜雞蛋粥

〔效用〕提高胃腸內膜上皮抵抗力，使代謝過程正常。適用於胃、十二指腸潰瘍。

〔材料〕高麗菜一五〇克、雞蛋一個、米一百克。

〔作法〕高麗菜洗淨，切碎。鍋中加入適量的水煮粥，八分熟時，加入高麗菜煮到粥熟，再打入雞蛋攪勻即可。

紅莧菜粥

〔效用〕補血止血、清熱解毒。適用於急性腸炎與痢疾。

〔材料〕紅莧菜二百克、大米一百克。

〔作法〕紅莧菜洗淨，切絲。鍋中加入適量的水煮粥，八分熟時，再加入紅莧菜煮三分鐘即可。

四季豆紅棗粥

〔效用〕利尿消腫、護肝養血。適用於慢性肝炎。

〔材料〕四季豆五十克、紅棗十二粒、米一百克、蜂蜜三十克。

〔作法〕鍋中加入適量的水，放入四季豆、紅棗、米煮到粥熟，調入蜂蜜即可。

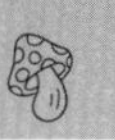

茄子肉絲粥

〔效用〕活血化瘀、滋肝養血、清熱解毒。適用於肝硬化、動脈硬化、高血壓等。

〔材料〕茄子二五〇克、豬瘦肉一五〇克、米二百克、鹽二克、味精三克、香油三克。

〔作法〕茄子洗淨，切成小塊。豬瘦肉切成細絲。鍋中加入適量的水煮粥，五分熟時，再加入茄子、豬肉煮到粥熟，調入鹽、味精、香油即可。

紫菜雞蛋粥

〔效用〕清熱利水、補腎養心，能降低膽固醇含量。適用於冠心病等心血管疾病。

〔材料〕紫菜三十克、雞蛋一個、米一百克。

〔作法〕紫菜撕成小片。鍋中加入適量的水煮粥，五分熟時，再加入紫菜煮到粥熟，打入雞蛋攪勻即可。

蘑菇粥

〔效用〕解毒潤燥、化痰止瀉、益氣補脾、降壓降脂。適用於高血壓、高血脂症，糖尿病、冠心病等。

〔材料〕蘑菇一二〇克、米一百克。

〔作法〕蘑菇洗淨，切成小塊。鍋中加入適量的水煮粥，五分熟時，再加入蘑菇煮到粥熟。

紫蘇粥

〔效用〕解表散寒、理氣止咳。適用於風寒襲肺證。

〔材料〕紫蘇葉十克、米五十克、生薑三片、紅棗三個。

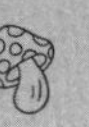

〔作法〕米洗淨，置砂鍋中，加水適量，待粥煮熟時，加入生薑、紫蘇葉、紅棗，再煮三分鐘。

韮菜杜仲粥

〔效用〕健脾利濕、補腎安胎。適用於腎陽虛型的妊娠水腫。

〔材料〕韮菜二十克、米一百克、杜仲二十克、薏米五十克、調味料適量。

〔作法〕先將杜仲洗淨，加水久煎，濾出藥汁，加水再煎，共濾三次，去渣留汁。米淘洗淨，與薏米一起用杜仲汁煮粥，待粥好，把韮菜洗淨切碎放入，再加入調味料即可。

國家圖書館出版品預行編目資料

蔬菜健康法／劉奕廣主編
－初版－臺北市，大展，民 97.07
面；21 公分－（健康加油站；27）
ISBN 978-957-468-620-9（平裝）
1. 蔬菜　2. 果菜汁　3. 營養　4. 食療
411.3　　97008537

蔬菜健康法

ISBN 978-957-468-620-9

主 編 者／劉　奕　廣
發 行 人／蔡　森　明
出 版 者／大展出版社有限公司
社　　址／台北市北投區（石牌）致遠一路 2 段 12 巷 1 號
電　　話／(02) 28236031・28236033・28233123
傳　　真／(02) 28272069
郵政劃撥／01669551
網　　址／www.dah-jaan.com.tw
E-mail／service@dah-jaan.com.tw
登 記 證／局版臺業字第 2171 號
承 印 者／傳興印刷有限公司
裝　　訂／建鑫裝訂有限公司
排 版 者／千兵企業有限公司
初版1刷／2008 年（民 97 年） 7 月

定　價／200 元

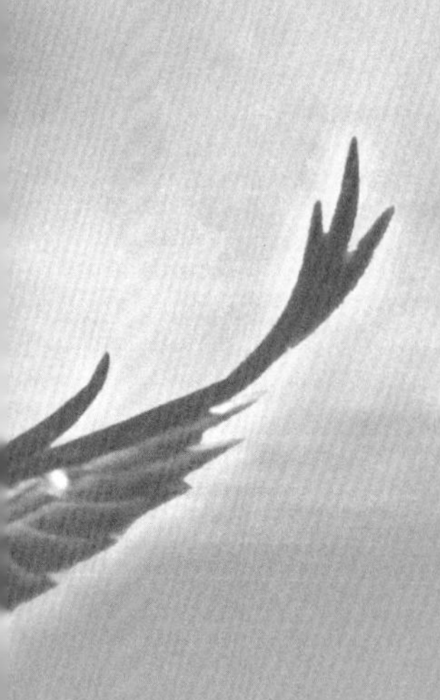

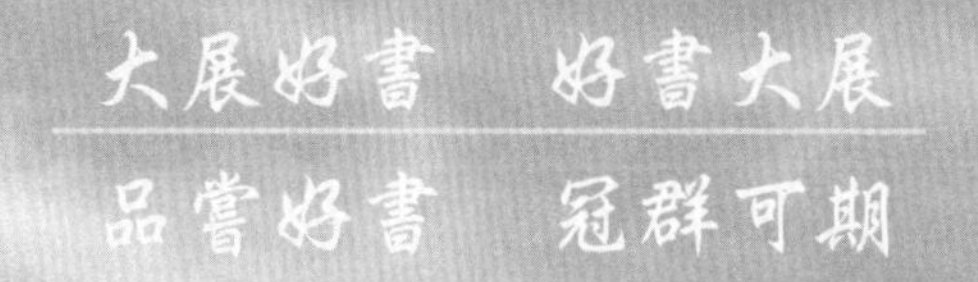
大展好書　好書大展
品嘗好書　冠群可期

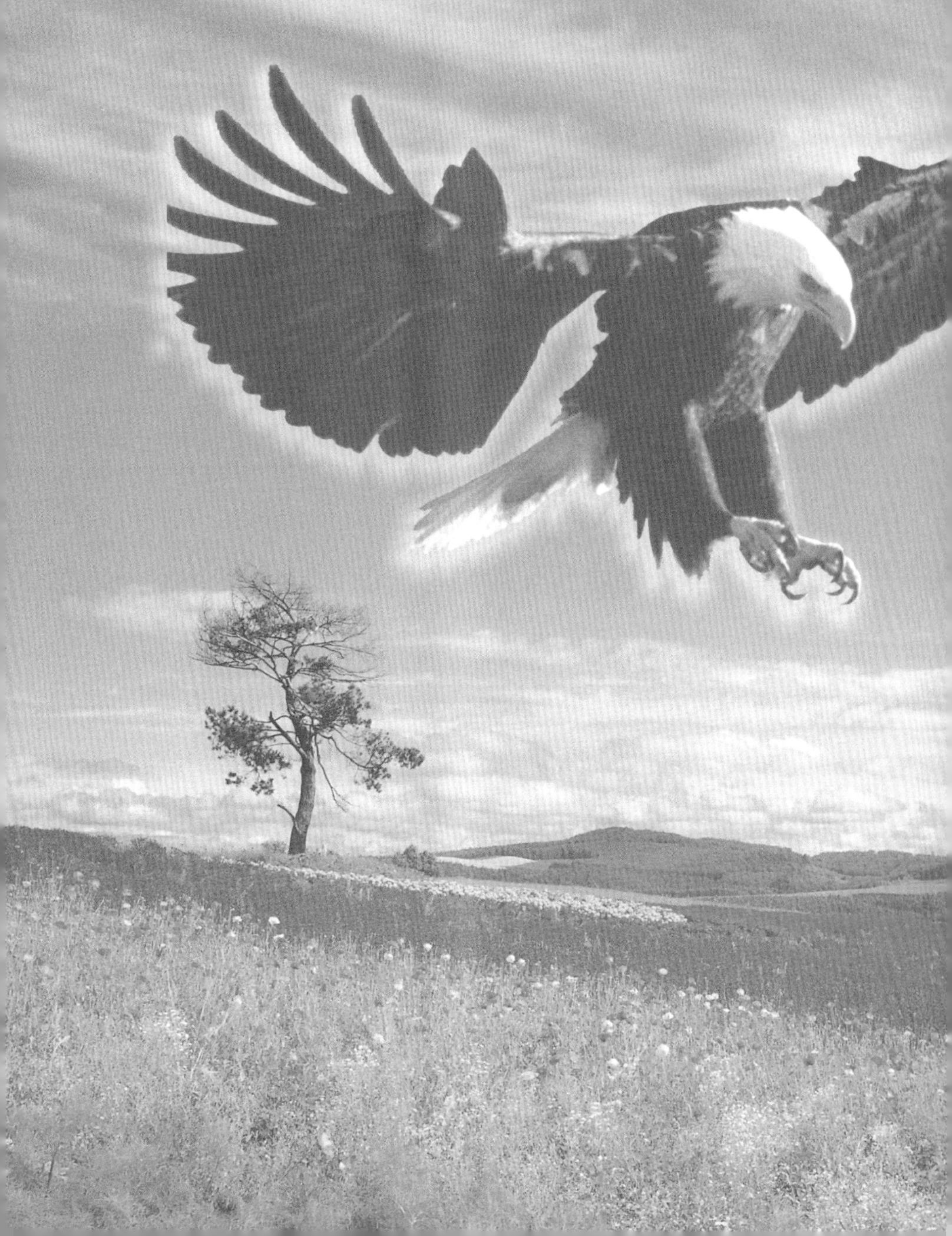